INTERMITTIERENDES FASTEN

Wie Sie Durch Intermittierendes Fasten Schnell Und Effektiv Abnehmen

(Voller Energie Durch Intervallfasten Ohne Diät - Kurzzeitfasten Ernährung)

Yvonne Fleischer

Herausgegeben von Alex Howard

© **Yvonne Fleischer**

All Rights Reserved

Intermittierendes Fasten: Wie Sie Durch Intermittierendes Fasten Schnell Und Effektiv Abnehmen (Voller Energie Durch Intervallfasten Ohne Diät - Kurzzeitfasten Ernährung)

ISBN 978-1-77485-051-0

☐Copyright 2021 - Alle Rechte vorbehalten.

Dieses Dokument zielt darauf ab, genaue und zuverlässige Informationen zu dem behandelten Thema und Themen bereitzustellen. Die Publikation wird mit dem Gedanken verkauft, dass der Verlag keine buchhalterischen, behördlich zugelassenen oder anderweitig qualifizierten Dienstleistungen erbringen muss. Wenn rechtliche oder berufliche Beratung erforderlich ist, sollte eine in diesem Beruf praktizierte Person bestellt werden.
- Aus einer Grundsatzerklärung, die von einem Ausschuss der American Bar Association und einem Ausschuss der Verlage und Verbände gleichermaßen angenommen und gebilligt wurde.
Es ist in keiner Weise legal, Teile dieses Dokuments in elektronischer Form oder in gedruckter Form zu reproduzieren, zu vervielfältigen oder zu übertragen. Das Aufzeichnen dieser Veröffentlichung ist strengstens untersagt und jegliche Speicherung dieses Dokuments ist nur mit schriftlicher Genehmigung des Herausgebers gestattet. Alle Rechte vorbehalten.
Die hierin bereitgestellten Informationen sind wahrheitsgemäß und konsistent, da jede Haftung in Bezug auf Unachtsamkeit oder auf andere Weise durch die Verwendung oder den Missbrauch von Richtlinien, Prozessen oder Anweisungen, die darin enthalten sind, in der alleinigen und vollständigen Verantwortung des Lesers des Empfängers liegt. In keinem Fall wird dem Verlag eine rechtliche Verantwortung oder Schuld für

etwaige Reparaturen, Schäden oder Verluste auf Grund der hierin enthaltenen Informationen direkt oder indirekt angelastet.

Der Autor besitzt alle Urheberrechte, die nicht beim Verlag liegen.

Die hierin enthaltenen Informationen werden ausschließlich zu Informationszwecken angeboten und sind daher universell. Die Darstellung der Informationen erfolgt ohne Vertrag oder Gewährleistung jeglicher Art.

Die verwendeten Markenzeichen sind ohne Zustimmung und die Veröffentlichung der Marke ist ohne Erlaubnis oder Unterstützung durch den Markeninhaber. Alle Warenzeichen und Marken in diesem Buch dienen nur zu Erläuterungszwecken und gehören den Eigentümern selbst und sind nicht mit diesem Dokument verbunden.

INHALTSVERZEICHNIS

KAPITEL 1: WIE MAN DURCH INTERMITTIERENDES FASTEN IN NUR 7 TAGEN ABNEHMEN KANN 1

METHODEN, DIE BEIM ABNEHMEN UND INTERMITTIERENDEN FASTEN HELFEN 4

KAPITEL 2: DIE 16/8 METHODE – SO FUNKTIONIERT`S 9

KAPITEL 3: WAS BRINGT DAS FASTEN? 13

KAPITEL 4: DER NUTZEN VON INTERMITTIERENDEM FASTEN 18

BUNTER EINTOPF MIT HACK 22
BRÜHE FÜR MEHRERE TAGE 24
GRÜNKOHL-MANGO-SALAT 25
HÄHNCHEN WRAPS 27
SCHNELLES BANANEN-HIMBEER-EIS 28
FRÜHSTÜCKSQUARK MIT CHIASAMEN 29
SENF-EIER 30
TOMATENAUFSTRICH 31
CHAMPIGNON-RUCOLA-PFANNE 32
AVOCADOSALAT 33
ASIATISCHER GRÜNKOHLSALAT 34
MÖHRENSUPPE MIT INGWER 35
REZEPTE 36
MINI-PFANNKUCHEN MIT BEEREN 39
CHIA-PUDDING (~ 275 KCAL) 40
MÖHRENSUPPE NACH AYURVEDA 41
MINI-PFANNKUCHEN MIT BEEREN 43
RÜHREI MIT RÄUCHERLACHS 44
KALTE TOMATENSUPPE MIT EINLAGE 45
SPINAT UND SPIEGELEIER (~ 425 KCAL) 46
HÄHNCHENBRUSTFILET AUF GEMÜSE 47
LOW CARB ZUCCHINI-FRITTATA 49
RUCOLA-TOMATEN-SALAT MIT FETA 50
ROTE-BEETE-SUPPE 51

Milder Karotten-Apfel-Salat (~ 175 Kcal)	52
Pasteten	53
Knoblauch-Panini	55
Frühstück	56
Gefüllte Tomaten mit Açai	57
Zucchini-Schiffchen (~ 275 Kcal)	58
Mediterrane Rühreier	60
Scharfe Wintersuppe mit Linsen und Tomaten	61
Power Bowl	63
Champignon-Aufstrich	64
Falafel	65
Pizza Reichhaltig Belegt	66
Italienischer Rucolasalat	68
Seelachs mit Tomaten	69
Low Carb Zucchini-Frittata	70
Gemüsehähnchen	71
Indisches Putencurry „Madras"	72
Nuss-Frucht-Joghurt	74
Gnocchi mit Roter Bete	75
Bananenkuchen	76
Gurken-Melonen-Smoothie	77
Thai Kokosnusssuppe	78
Dorade auf Gemüsebett	79
Knoblauch-Panini	81
Schinkennudeln Al Dente	82
Burger „Buffalo Style" mit Blauschimmelkäse	83
Sommerlicher Feldsalat	85
Kohlrabi-Pommes	87
Smoothie mit Datteln, Cashewkernen und Chia	88
Schmackhaftes Steak in Rahmsoße	89
Tomatenaufstrich	90
Mafiosi Schnitzel	91
Spanische Fischpfanne mit Grünen Bohnen	92
Salat mit Pute und Ei	94
Kabeljau Süß-Sauer	96
Smoothie mit vielen Vitaminen	97

Hausgemachter Milchreis	98
Asiatischer Grünkohlsalat	99
Brot Mit Thunfischcreme	100
Schnelle Fladenbrotpizza Mit Zucchini, Chilli Und Frischer Minze	101
Erbsensuppe	102
Kartoffelsuppe	103
Italienischer Rucolasalat	104
Spinattomaten	105
Knusprige Haferflockenriegel Mit Bananen Und Erdbeer-Topping	107
Kürbissuppe	109
Frischer Eisbergsalat	110
Thai Kokosnusssuppe	111
Lupinenschnitzel Mit Salat	112
Thunfisch Vom Grill	113
Dinkelvollkorn-Brötchen	114
Schmackhaftes Steak In Rahmsoße	115
Putenroulade Mit Füllung	116
Bratlinge Aus Couscous	118
Hausgemachter Milchreis	120
Männerbrötchen	121
Pflaumenrisotto	122
Weiße Bohnen-Eintopf Mit Hackfleisch	123
Gefüllte Cherry-Tomaten	124
Sauerkraut-Salat Mit Radiccio	125
Rührei An Mangold Mit Knusprigem Bacon	126
Lachs Gerollt	128
Blattsalat Mit Kräuterdressing	130
Selleriepüree Mit Spiegelei Und Gebratenen Kirschtomaten	131
Brombeere Wonne	132
Avocado-Lachs	133
Grüne Nudeln Mit Hähnchen	134
Quark-Fladen	136
Knuspriges Mandelbrötchen	137
Scharfes Chili – Vegetarische Art	138
Gurkensalat	140
Putenbrustschnitzel Mit Pfannengemüse	141

Hähnchen-Wrap	142
Spinat Trinksalat	144
Gegrillte Knobi-Dorade	145
Leichte Bratkartoffeln	146
Honigmelonen-Basilikum-Wasser	147
Brokkoli-Omelette	147
Nudel-Topf Mit Blumenkohl Und Grünen Bohnen	149
Lachssteak Mit Frischem Grünen Spargel	150
Italienische Minestrone Mit Weißen Bohnen	152
Maronensuppe Mit Speckwürfeln	154
Vietnamesischer Nudelsalat Mit Garnelen	156
Mediterrane Kabeljau-Pfanne	157
Rucola Gesang	159
Funghi-Spätzle	160
Grünkohl Chips	161
Pikanter Joghurt Mit Chiasamen	162
Buntes Pfannengemüse	163
Feiner Tomatensalat Mit Basilikum Und Kräutern	164
Nizza Salat Mit Gegrilltem Thunfisch	165
Spaghetti Mit Chili-Kürbis-Garnelen & Kürbiskernen	167
Thai-Omelette	168
Schellfischfrikadellen	169
Granatapfel Und Karrte Fiesta	170
I Love Pasta	172
Ananassmoothie	173
Asiatischer Rindfleischsalat	174
Grießbrei	175
Rucola Mit Orangenfilets, Mangold Und Rote Beete	176
Gemüse-Bohnencurry Mit Krevetten	178
Hähnchenstreifen In Rucolasoße, Tomatentagliatelle	180
Straußensteak Mit Karibischer Sauce	183
Spiegelei Im Bohnenbeet	184
Sonnenaufgang	186
Gurkenkaltschale	187
Ei mit Blumenkohlreis	188

Kapitel 1: Wie Man Durch Intermittierendes Fasten In Nur 7 Tagen Abnehmen Kann

Intermittierendes Fasten ist einfach und schnell in seinem Grundkonzept verstanden. Es geht darum nach einer Zeit der normalen Nahrungsaufnahme für einen gewissen Folgeabschnitt auf das Essen zu verzichten. Unterschieden werden zwei Varianten, die dann aber wiederum zahlreiche Variationen bieten. Im Folgenden sollen diese beiden Varianten genauer vorgestellt werden, doch vorerst gilt es zu klären, warum man mit intermittierendem Fasten in nur 7 Tagen abnehmen kann.

Einer der Hauptgründe liegt in der Regelmäßigkeit der Nahrungsaufnahme begründet. Denn weiß der Körper, wenn er mit Nahrung zu rechnen hat, weiß er wie er diese effektiv für sich nutzen kann ... und er weiß auch wie lange er mit dieser Energiezufuhr auszukommen hat. Unser Körper weiß dann auch, wenn er auf die Fett- und Energiereserven des Körpers zurückgreifen muss und darf ... und hier liegt der springende Punkt zum Abnehmen begraben. Denn gerade wenn man mit dem intermittierenden Fasten beginnt und auch seine Ernährungs- und Lebensweise sich dieser Essphilosophie anpasst, wird man wahre Wunder erleben, wie wenig Nahrung wir doch eigentlich brauchen und wie gut unser Körper darin ist, angesammelte Kilos in Energie und Leistung zu verwandeln.

Schon nach kurzer Zeit wird man am eigenen Wohlbefinden merken, wie sich intermittierendes Fasten auf Körper, Geist und Seele auswirkt. Schon nach kurzer Zeit und sieben Tagen werden die ersten Pfunde gepurzelt sein und Mann und Frau werden sich in ihrer Haut um einiges wohler fühlen.

Sieben Tage reichen bereits aus, um die ersten Erfolge zu verzeichnen. Man fühlt sich wohler. Man nimmt ab und der Körper findet zu seiner natürlichen Autonomie zurück.

Die ersten sieben Tagen werden sicherlich nicht einfach sein, sich an Zeitspannen zwischen den Mahlzeiten zu halten; aber die Erfolge werden einen eines besseren belehren. Aber ganz ehrlich? Fasten ist eigentlich normal und gesund für uns und unser Körper ist sogar darauf programmiert und evolutionär darauf eingestellt, dass er für längere Zeit ohne Nahrung auskommen kann … und längere Zeit bedeutet beim intermittierenden Fasten nicht wirklich lange; aber das werden wir bei den zwei hauptsächlichen Modellvarianten noch genauer erläutern.

Auch wenn bei vielen Menschen der Fokus auf Abnehmen liegt; wer sich für intermittierendes Fasten entscheidet, entscheidet sich für eine natürliche und gesunde Lebensweise. Mehr und mehr Studien geben Hinweise darauf, wie der kurzweilige Verzicht von Nahrung sich positiv auf unseren Organismus auswirkt.

Zwar sollen die Pfunde purzeln ... und das machen sie auch, die gesundheitlichen Vorteile, die sich aus dem intermittierenden Fasten ergeben, sind aber nicht zu unterschätzen. Wer intermittierend fastet, kann sogar mit einem Rückgang einer Typ-2-Diabetes rechnen; das schafft wirklich keine Diät. Intermittierendes Fasten, laut erster Untersuchungen und Forschungen, aber schon. WOW!

Darüber hinaus regt man mit intermittierendem Fasten seinen Stoffwechsel an, weil eben der Körper in der Zeit der Essensabstinenz nicht mehr damit beschäftigt ist, wie üblich, unser (überflüssiges und überschüssiges) Essen in Fettpolster und Energiereserven umzuwandeln, sondern aus eben jene Polster wieder zu Energie zu machen. Der Stoffwechsel wird somit auf ganz andere Art und Weise stimuliert ... und zwar eine, die durch unsere grenzenlose Verfügbarkeit von Nahrung mehr und mehr vernachlässigt wird. Das ist auch aus evolutionärer Sicht keine gesunde Entwicklung.

Doch wie genau fastet man nun intermittierend? Welche Methoden gibt es und wie lassen sich diese umsetzen und in einen stressigen, deutschen Alltag integrieren? Denn der Alltag und das Leben soll durch intermittierendes Fasten möglichst wenig beeinflusst werden. Schlechte Laune, aufgrund von Hunger und mangelnder Zuckerzufuhr mögen vielleicht in den ersten Tagen vertretbar sein, sollten aber möglichst schnell einem allgemeinen Wohlbefinden und einer Verbesserung des Körperempfindens weichen. Denn schließlich wollen wir nicht nur in sieben Tagen viel Gewicht verlieren, wir möchten auch dieses Gewicht halten und eben wenig verzichten, auf das was wir mögen. Denn Essen ist, darf und soll auch eine genussvolle Leidenschaft sein. Intermittierendes Fasten unterstützt diesen Prozess.

Methoden, Die Beim Abnehmen Und Intermittierenden Fasten Helfen

Einheitliche Methoden gibt es beim intermittierenden Fasten eigentlichen nicht. Viel wichtiger ist es, dass Mann und Frau eigenständig auf ihren Körper hören, sich selbst beobachten und ihren Essensrhythmen dementsprechend anpassen. Dennoch haben sich einige Methoden mehr etabliert, an denen man sich, gerade zu Beginn, orientieren kann. Wichtig beim intermittierenden Fasten ist allerdings, dass man diszipliniert bleibt und dem Körper wirklich nur dann Nahrung gibt, wenn es die Zeit dafür ist. Aller Anfang ist nun mal schwer, so auch beim intermittierenden Fasten. Wer gerade zu Beginn noch viel Hunger (oder eher Appetit) verspürt und Angst hat, statt Durchzuhalten schwach zu werden, der sollte mit einem soften Ess- und Fastenrhythmus beginnen.

Alternate Day Fasting 36/12

Wir starten aber mit der Vorstellung der 'Hardcore-Methode' und dem sogenannten 'Alternate Day Fasting' bei dem im 36/12-Stunden Rhythmus gefastet und dann gegessen wird. Hier wechseln sich also ganze Tage ab, an denen man entweder komplett darauf verzichtet zu essen oder soviel schlemmen und naschen darf, wie man möchte. Dabei beziehen sich die Zahlen immer auf Stundenangaben. Beim 'Alternate Day Fasting' werden demnach 36 Stunden gefasst und dann ausgiebig 12 Stunden gespeist. In den 12 Stunden, in denen es erlaubt ist zu essen, darf dann alles nach Herzenslust zu sich genommen werden.

Leangains Fasting 16/8

Eine etwas schonendere Methode des intermittierenden Fastens ist das 'Leangains Fasting'. Hier werden 16 Stunden gefastet und man darf in den darauffolgenden 8 Stunden seine Lieblingsessen zu sich nehmen. Besonders Einsteigern wird diese Methode empfohlen. Zum einen deswegen, weil das Zeitfenster, in dem gespeist werden darf, sehr groß ist. Zum anderen, weil das Zeitfenster des Fastens nicht zu groß ist.

Das 'Leangains Fasten' wurde dann noch für Menschen optimiert, die sich mit Fitness und Kraftsport eine noch bessere Figur und ein noch besseres Wohlbefinden zulegen möchten. Dann gilt es aber noch einen andere Aspekt bei der Nahrungsaufnahme zu berücksichtigen. Der Vollständigkeit halber, werden wir auf diese kurz aufführen. Demnach sollte die Ernährung sehr arm an Kohlenhydraten, dafür aber reich an Proteinen sein. Werden Kohlenhydrate gegessen, dann vornehmlich an jenen Tagen, an denen auch trainiert werden soll. Trainiert werden sollte nach Möglichkeit immer in der Fastenzeit. Am besten zum Ende dieser, damit Mann und Frau sich ausgiebig mit einem schmackhaften

Essen belohnen kann. Hier sollten auch die meisten Kalorien zu sich genommen werden: direkt nach dem Training.

Das sind die zwei Hauptmethoden, die unter das intermittierende Fasten fallen. Es gibt mittlerweile aber auch noch andere Ess- und Fastenrhythmen, die im folgenden ebenfalls kurz vorgestellt werden.

Warrior Diet 20/4

Eine dieser neueren Wege intermittierend zu fasten ist im 20/4 Rhythmus. Diese Art des intermittierenden Fastens wird als 'Warrior Diet' bezeichnet, weil das Zeitfenster zu essen wirklich sehr eng bemessen ist. Auch bei dieser Form des intermittierenden Fastens wird angeraten Sport zu betreiben und zwar immer 20 Minuten kontinuierlich in der Zeit, in der auch gefastet wird. Gegessen werden sollte am besten zum Abend hin. Den Tag über ist man auch mehr abgelenkt. Aber das ist nur ein Vorschlag. Wie die vier Stunden zu legen sind, entscheidet man am besten selbst.

Eat Stop Eat – 24/24

'Eat Stop Eat' ist eine eher unkonventionelle Art des Fastens und wird empfohlen ein bis zwei Tage pro Woche zu befolgen. Der eigentliche Rhythmus von 24 Stunden fasten zu 24 essen, beschreibt daher nur unzureichend den eigentlichen Fastenrhythmus. Nach der 'Eat Stop Eat' Fastenmethode werden demnach ein oder zwei Tage pro Woche gefastet, während an den anderen fünf bis sechs Tagen regulär, aber bewusst gespeist werden soll. Es wird darüber hinaus empfohlen auf besonders hochwertige Lebensmittel und eine umfangreiche Proteinzufuhr zu achten.

Wann mit dem Fasten und den 24 Stunden der Nahrungsabstinenz begonnen wird, ist einem jeden selbst überlassen. Wer morgens gerne schlemmt, kann sich ein ausgewogenes, umfangreiches Frühstück gönnen und bis zum nächsten Morgen auf weiteres Essen verzichten. Wer lieber Abends seine Mahlzeit zu sich nimmt, beginnt nach dieser mit seinem 24 Stunden Fastenzyklus.

Wer besonders viel und effektiv Gewicht verlieren möchte und dabei gleichzeitig lernen möchte, sein Hungergefühl besser kennenzulernen und zu trainieren, der findet im 'Eat Stop Eat' intermittierenden Fasten die richtige Herausforderung. Dafür sollte aber unbedingt zwei Tage in der Woche gefastet werden. Wer hingegen mit seinem Gewicht zufrieden ist und lediglich die weiteren positiven Vorteile des Intermittierenden Fasten nutzen möchte, der braucht nur einmal in der Woche auf Essen und Nahrung verzichten. Auch wird diese Methode, im 5/2 oder 6/1 Zyklus Anfängern empfohlen. Für welche Methode Mann und Frau sich letzten Endes entscheiden, ist eine persönliche Entscheidung. Wichtig ist, dass man sich im Vorfeld darüber im Klaren wird, welche Ziele man durch das intermittierende Fasten erreichen möchte. Geht es dabei vornehmlich darum Gewicht zu reduzieren? Sollen die eigenen Ernährungs-

und Schlemmergewohnheiten diszipliniert werden? Soll der Körperfettgehalt einfach weiter reduziert und gesenkt werden oder möchtest du dich vornehmlich gesundheitsorientiert ernähren? Fragen über Fragen …
… und wir haben die (Teil-) Antworten. Wer sich unsicher ist, ob das intermittierende Fasten für einen geeignet ist, der sollte zu Beginn mit dem 16/8 Fastenzyklus beginnen. Auch Menschen, die besonders fitnessorientiert sind, wird dieser Rhythmus ans Herz gelegt. Schließlich braucht der Körper ein wenig mehr Energie, wenn er sportlich herausgefordert wird. Geht es vornehmlich darum in sieben Tagen und mehr Gewicht zu verlieren, dann treten die anderen erwähnten Fastenformen 36/12, 20/4 und 'Eat Stop Eat' in den Vordergrund. Die beiden erstgenannten bedürfen dabei viel Disziplin und Durchhaltevermögen; sollten aber auch nur über einen begrenzten Zeitraum durchgeführt werden. Denn zu langes Fasten, bzw. zu lange und intensiv Fastenintervalle kehren den gesundheitsförderlichen Aspekt ins Negative.

Kapitel 2: Die 16/8 Methode – So Funktioniert`S

Die gängigste Variante des intermittierenden Fastens ist die 16/8 Methode, das bedeutet 16 Stunden fasten und 8 Stunden essen. Im Klartext heißt das, dass man täglich eine 16-stündige Abstinenz vom Essen und Getränken nimmt, die den Insulinspiegel irgendwie beeinflussen könnten. Gegessen darf man bei diesem Plan ausschließlich in dem 8-Stunden-Zeitfenster. Die Nacht dazwischen ist ja in die 16-Stunden-Fasten integriert, was das Ganze den berufstätigen Menschen ein wenig erleichtert.

Es ist jedoch von großer Bedeutung, was man in der Essenperiode zu sich nimmt. Ohne Plan alles in sich hineinzustopfen bringt nicht wirklich viel und ist kontraproduktiv.
Intermittierendes Fasten nach der 16/8 Methode – die Anleitung

Im Folgenden wird beschrieben, wie das sogenannte Intervallfasten 16/8 funktioniert:
Morgen – der Start in den Tag

Bei diesem Ernährungsplan sollte man darauf achten, dass man auf rund 8 Stunden Schlaf pro Nacht kommt, damit sich der Körper optimal erholt und der Kortisolspiegel nicht aus der Balance gerät.

Nach dem Aufstehen um 7 Uhr morgens den Tag am besten mit einer Tasse Kaffee beginnen, was die Fettverbrennung noch zusätzlich fördert und den Insulinspiegel konstant hält. Statt Zucker für den Kaffee zu nehmen, setze auf Xylit, ein guter Ersatz für den Zucker. Statt Kaffee kann man auch einen grünen Tee trinken. Der heiße Kaffee oder Tee kurbelt den Stoffwechsel und die Fettverbrennung zusätzlich an. Wird man dagegen gleich morgens zum Beispiel ein Toast mit Marmelade essen, dann hat der Körper keine Chance auf seine Fettreserven zuzugreifen.

Bis zur ersten Mahlzeit sollte man dann viel und oft trinken, allerdings nur Wasser oder ungesüßten, schwarzen Kaffee. Im Allgemeinen sollte man über den ganzen Tag verteilt ausreichend Wasser ohne Kohlensäure trinken. Das Wasser füllt den Magen auf und hält den Hunger auch während des Intervallfastens unter Kontrolle.

Mittagessen (12 – 13 Uhr)

Wurde die letzte Mahlzeit um 20 Uhr verspeist, dann sollte das Mittagessen frühestens um 12 Uhr am nächsten Tag stattfinden. Das Mittagessen sollte beim intermittierenden Fasten in etwa so wie im normalen Leben, also ohne zu fasten, aussehen, und aus gesunden Fetten, viel Proteinen und guten Kohlenhydraten bestehen.

Wähle ein ausgewogenes Mittagessen mit ausreichend viel Proteinen und gesunden Fetten an den

trainingsfreien Tagen. An Trainingstagen sollte man mehr gesunde Kohlenhydrate zu sich nehmen, damit die Leistung beim Training stimmt.
Abendessen (18- 20 Uhr)

Beim Abendessen sollte man auf gesunde Lebensmittel setzen. Gesunde Kohlenhydrate, die die nötige Energie liefern, und weniger Fette wären die richtige Wahl.
Abends (20 – 23 Uhr)

Ab 20 Uhr solltest du dann nichts mehr essen, aber das hängt wiederum davon ab, wann du aufstehen und deine erste Mahlzeit zu dir nehmen musst. Wichtig ist, dass zwischen der letzten und ersten Mahlzeit mindestens 16 Stunden liegen.
Schlafen gehen (nach 23 Uhr)

Damit man mindestens 8 Stunden Schlaf bekommt, sollte man spätestens nach 23 Uhr ins Bett gehen. Was gut am intermittierenden Fasten ist, dass man selbst entscheiden kann, wie die Mahlzeiten am Tag verteilt werden. Das kann man sogar von Tag zu Tag ändern. Das wichtige ist jedoch, dass man dabei die 16 Stunden Pause zwischen den Mahlzeiten einhält. Um den Erfolg zu steigern, sollte man nach und nach die Fastenzeit verlängern.

So kannst du das intermittierende Fasten optimieren

Das intermittierende Fasten lässt sich durch entsprechende Ernährungsweise während der Essperioden zusätzlich optimieren. Mit den folgenden 4 Rezepten steigerst du die Effektivität des Fastens:

Kapitel 3: Was Bringt Das Fasten?

Hast du schon einmal etwas von den sogenannten „Blue Zones" auf dieser Welt gehört? Es handelt sich dabei um Orte, in denen die Einwohner ein besonders hohes Alter erreichen. Diese Orte befinden sich unter anderem in Costa Rica oder Japan. Doch warum erzähle ich dir das?
Wie du dir denken kannst, hat es etwas mit der Ernährung der Einwohner an den Blue Zones zu tun, dass ihre Lebenserwartung besonders hoch ist. So essen die Einwohner nur so viel, dass sie bis zu 80 Prozent gesättigt sind. Anstatt den ganzen Teller leerzuessen, lassen sie noch 20 Prozent übrig. Auch verschiedene Studien haben bestätigen können, dass eine verringerte Aufnahme von Kalorien zu einer höheren Lebenserwartung führen kann. Darüber hinaus kann die Gefahr auf die Entstehung von Krankheiten verringert oder gar verhindert werden.
In der jüngsten Zeit gab es immer mehr Studien, welche die Vorteile vom Intervallfasten offenbarten. Durch das Teilzeit-Fasten schaltet unser Körper in den Sparmodus und wir erhalten ähnliche Effekte wie beim normalen Fasten. Durch den Verzicht auf Lebensmittel können wir unseren Körper langsam und schonungsvoll auf ein gesundes Normalgewicht zurückführen, ohne dass wir großartig hungern müssen. Der bewusste Verzicht auf Nahrung kann somit alles andere als ein Verzicht darstellen.

Besonders sportlich aktive Menschen finden Gefallen an der 16:8 Methode. Sie können die Methode besonders gut in ihren aktiven Alltag einbauen. Dies liegt nicht nur daran, dass sie den Sport in die Fastenphase integrieren können, sondern auch bessere Abnahme-Effekte erzielen. Auch können sich Menschen in der Regel schneller damit abfinden, auf ihr Frühstück zu verzichten oder es in die Mittagsstunden zu verschieben.

Beim Fasten ist es von besonderem Vorteil, dass du deine Kalorienzufuhr nicht akribisch im Auge behalten musst und du das Fasten überall durchziehen kannst. Es macht natürlich Sinn, das Intervallfasten am Wochenende oder im Urlaub zu starten, wo du besonders viel Ruhe und Zeit für dich und deinen Körper hast. Ohne jegliche Vorplanung und ohne Vorwissen kannst du starten und dich in das Teilfasten hineinbegeben.

Darüber hinaus wirst du endlich wieder ein richtiges Hungergefühl erleben. Viele von uns kennen dies gar nicht mehr, da wir von Nahrung umgeben sind und sie stets in uns hineinladen können. Beim Intervallfasten ist es besonders wichtig, den Unterschied zwischen Appetit und Hunger zu erkennen. Oftmals handelt es sich tatsächlich nur um einen leichten Appetit, der mit einem Glas Wasser oder einem Tee schnell wieder verschwinden kann. Unser Körper verfügt über ausreichend Reserven, um mehrere Mahlzeiten zu überbrücken.

Möchtest du auf eine gesunde Art und Weise ein paar Pfunde verlieren und nicht auf dein Lieblingsessen verzichten wollen, kannst du dies mit dem Intermittierenden Fasten auf wunderbare Art und Weise erreichen. Natürlich solltest du hierbei darauf achten, wie es aktuell im Job aussieht – zu viel Stress kann dazu führen, dass du dich auch nach mehr Nahrung sehnst.

Die Vorteile auf einem Blick

Wie du siehst, bringt das Intermittierende Fasten viele Vorteile mit sich. Diese zeigen sich sowohl auf körperlicher als auch mentaler Basis. Schauen wir uns all dies im Detail an und werfen einen näheren Blick auf die Vorteile.

Intermittierendes Fasten....
- regt die Fettverbrennung an.
- senkt den Blutdruck.
- reguliert den Blutzuckerspiegel.
- senkt den Cholesterinspiegel.
- produziert positive Stresshormone.
- fördert die Ausschüttung von Antioxidantien.
- verbessert den Schutz unserer Zellen.
- mindert die Entstehung von Erkrankungen.
- verbessert den Muskelaufbau.
- stärkt das Immunsystem.
- beeinflusst die Produktion von Wachstumshormonen.
- fördert die Beziehung zum eigenen Körper.
- spart Kosten beim Einkauf.

- fördert die Freiheit, nicht essen zu müssen.
- verbessert die Produktivität und Leistung.
- stärkt unser Energielevel.

Nachteile - Was du beachten solltest!

Natürlich gibt es auch ein paar Nachteile beim Intermittierenden Fasten. Denn dort, wo die Sonne scheint, gibt es schließlich auch immer eine Schattenseite. Ein Schatten ist jedoch nicht direkt schlecht und bringt ebenfalls seine Vorteile mit sich – sofern diese als solche gesehen werden können. Dies bezieht sich insbesondere auf den Hunger, der nach einer bestimmten Zeit auftreten kann und sich als besonders unangenehm zeigt.

Ist der Hunger auch noch so groß, solltest du dich an deine Fastentage und Fastenzeiten halten und dich nicht mit Essen vollstopfen. Ein Kalorienüberschuss, der beim zu vielen Essen entsteht, bewirkt nämlich genau das Gegenteil und dir wird das Abnehmen schwerer fallen. Damit es gar nicht erst so weit kommt, solltest du stets mit einem bewussten, klaren Kopf an die Sache herangehen.

Dazu zählt auch, dass du beim Fasten kein schlechtes Gewissen hast. Vielleicht plagt dich die Angst, dass du deine Muskeln verlierst und Fett abbaust oder das Fasten falsch angehen könntest. All dies ist eine reine Kopfsache! Anstatt dich selbst verrückt zu machen, solltest du ganz darauf vertrauen, dass alles seinen Weg geht. Lerne zu vertrauen und die Signale deines Körpers besser zu verstehen.

Auch solltest du es nicht so weit kommen lassen, dass du das Fasten aufgrund deiner Zweifel abbrichst. Es geht alles seinen Gang und du wirst sehen, dass du auch nicht Muskeln abbaust oder Fett aufbaust. Dies ist natürlich nur dann der Fall, wenn du nach einer Essenspause nicht direkt zu viele Kalorien zu dir führst.
Finde eine gewisse Balance in den Essens- und Fastenphasen und du wirst sehen, dass sich dein Körper von ganz alleine daran gewöhnt und du alles im Griff hast. Besonders dann, wenn du alles unter Kontrolle hast, kannst du darauf vertrauen, dass es nicht zu einem zu hohen Konsum kommt.
Die Kontrolle solltest du auch über deine Sinne behalten, wenn du mal nicht zuhause bist. Besonders in der Mittagspause auf der Arbeit kann das Mittags-Angebot in der Mensa verlockend wirken oder wenn deine Kollegen dich fragen, ob du mit zum Pizza-Essen kommst. Auf genau solche Momente solltest du vorbereitet sein. Auch wenn du „Nein" zu dieser Situation sagst, bedeutet es nicht, dass du das Leben verneinst. Übe eine solche Situation, indem du dich mental darauf vorbereitest.

Kapitel 4: Der Nutzen Von Intermittierendem Fasten

Das intermittierende Fasten wurde sowohl bei Tieren als auch bei Menschen intensiv erforscht. Diese Studien haben gezeigt, dass es starke Vorteile für die Gewichtskontrolle und die Gesundheit des Körpers und des Gehirns gibt. Sie können sogar länger leben. Hier ein Überblick über die wichtigsten gesundheitlichen Vorteile von intermittierendem Fasten:

Weight Loss: Wie oben berichtet als intermittierendes Fasten kann Ihnen dabei helfen, Bauchfett zu verlieren, und eine Gewichtsabnahme zu erreichen.

Insulinresistenz: Intermittierendes Fasten kann die Insulinresistenz reduzieren, wodurch Ihr Blutzucker um 3% -6% sinkt und auch Ihr Insulinspiegel um 20% - 30% senkt. Dies könnte Sie besser vor Typ-2-Diabetes schützen.

Entzündung: Eine Anzahl von Studien hat eine Abnahme der Entzündungsmarker beobachtet, ein Hauptfaktor bei vielen chronischen Krankheiten.

Herzgesundheit: Intermittierendes Fasten scheint LDL-Cholesterin, Triglyzeride, Entzündungsmarker, Blutzucker und Insulinresistenz zu reduzieren. Dies sind alles Risikofaktoren für Herz-Kreislauf-Erkrankungen.

Krebs: Tierstudien deuten darauf hin, dass intermittierendes Fasten Krebs verhindern kann.

Gehirngesundheit: Intermittierendes Fasten verursacht einen Anstieg eines Hormons im Gehirn namens BDNF und kann zum Wachstum neuer Gehirnzellen beitragen. Es kann auch gegen Alzheimer schützen.

Anti-Aging: Intermittierender Feststoff kann das Leben von Ratten verlängern. Forschungen haben gezeigt, dass nüchterne Ratten 36% - 83% länger lebten. Ok, das ist ein Test bei Ratten. Dies wird wahrscheinlich bei Menschen genauso funktionieren.

Denken Sie daran, dass die Forschung mit Intermittierendem Fasten noch in den Kinderschuhen steckt. Viele dieser Studien waren klein, kurzlebig und die meisten wurden an Tieren durchgeführt. Viele Fragen müssen in den langfristigen wissenschaftlichen Studien am Menschen noch beantwortet werden.

Intermittierendes Fasten erleichtert die Aufrechterhaltung eines gesunden Lebensstils

Es ist einfach, gesund zu essen, aber es kann sehr schwierig sein, dies aufrecht zu erhalten.

Eines der größten Hindernisse ist die Arbeit, die nötig ist, um gesunde Mahlzeiten zu planen und zu kochen.

Intermittierendes Fasten ist unter dem "Life-Hacker" wegen seiner Gesundheit sogar noch sehr populär und erleichtert gleichzeitig das Leben.

Manche Leute müssen vorsichtig sein mit intermittierendem Fasten

Periodisches Fasten ist sicher nicht jedermanns Sache. Wenn Sie untergewichtig sind oder in der Vergangenheit eine Essstörung hatten, sollten Sie nicht mit intermittierendem Fasten beginnen, ohne vorher mit einer Person in Kontakt zu treten, die im Gesundheitswesen arbeitet. In diesen Fällen kann es sehr schädlich sein.

Sollten Frauen Fasten?
Es gibt Anzeichen für intermittierendes Fasten, das bei Frauen und Männern nicht annähernd so vorteilhaft ist. Eine Studie zum Beispiel zeigte, dass die Insulinsensitivität bei Männern anstieg, aber bei Frauen war sie schlimmer.
Obwohl in diesem Bereich keine Forschung an Menschen durchgeführt wurde, fand die Forschung an Ratten heraus, dass intermittierendes Fasten der abgemagerten weiblichen Ratten unfruchtbar war und der Menstruationszyklus geschlagen wurde.
Es gibt viele anekdotische Berichte über Frauen, die keine Menstruation hatten.
Dies sind alles Gründe, warum Frauen vorsichtig sein sollten mit intermittierendem Fasten. Beginnen Sie nach und nach, indem Sie sich an Ihren Körper gewöhnen und ihn sofort stoppen, sobald Probleme wie fehlende Menstruation auftreten. Also hören Sie genau auf ihren Körper!
Wenn Sie Fruchtbarkeitsprobleme haben und / oder versuchen, schwanger zu werden, ist es eine gute Idee, intermittierendes Fasten zu verschieben. Regelmäßiges Fasten ist auch eine schlechte Idee, wenn Sie schwanger sind oder stillen.

Sicherheit und Nebenwirkungen

Hunger ist der größte Nebeneffekt des intermittierenden Fastens.

Sie fühlen sich möglicherweise schwach und fühlen, dass Ihr Gehirn nicht optimal funktioniert, wenn Sie es früher getan haben.

All dies wäre auch nur vorübergehend, weil Ihr Körper Zeit braucht, um sich an den neuen Ernährungsplan anzupassen. Wieder sollten Sie auf Ihren Körper hören und sofort aufhören, wenn Sie sich ungewöhnlich fühlen. Natürlich müssen Sie Ihrem Körper Zeit geben, sich an den neuen Lebensstil anzupassen.

Wenn Sie ein medizinisches Problem haben, sollten Sie zuerst Ihren Arzt kontaktieren, bevor Sie intermittierendes Fasten ausprobieren.

Dies ist besonders wichtig, wenn Sie ...

... Diabetes haben

... Probleme haben mit dem Blutzucker

... Sie einen niedrigen Blutdruck haben

... Medizin einnehmen müssen

... Wenn sie untergewichtig sind

... Sie in der Vergangenheit eine Essstörung hatten

... Sie eine Frau sind, die versucht schwanger zu werden.

... Sie eine Frau sind die in der Vergangenheit Amenorrhoe gehabt hat

... Sie schwanger sind

... Wenn sie stillen.

Das intermittierende Fasten hat ein ausgezeichnetes Sicherheitsprofil. Es gibt nichts "Gefährliches", um eine

Zeit lang nicht zu essen, wenn Sie ansonsten gesund sind.

Bunter Eintopf Mit Hack

Du brauchst:

- 125 g Hackfleisch
- 1/2 Paprika
- 1 Tomate
- 1/2 Zwiebel
- 25 g Lauch
- 50 g Kohlrabi
- 1 Karotte
- 1/2 Knoblauchzehe
- 2 EL Petersilie
- 150 ml Gemüsebrühe
- 1 TL Frischkäse
- 1 TL Öl
- Salz und Pfeffer

Zubereitung:

Hacke Zwiebel und Knoblauchzehe klein und schneide den Lauch in feine Ringe. Schäle Kohlrabi und Karotte und schneide sie, sowie auch die Tomate und die Paprika, in mundgerechte Stücke. Erhitze eine Pfanne mit etwas Öl und brate Zwiebeln, Knoblauch und Hackfleisch mit Salz und Pfeffer an. Gib Paprika, Karotte, Kohlrabi, Tomaten und Lauch hinzu und brate alles unter Wenden für weitere 5 - 7 Minuten. Drehe die Temperatur herunter und lösche das Ganze mit der Gemüsebrühe ab. Lasse den Eintopf einige Minuten köcheln, rühre etwas Frischkäse ein und garniere ihn zum Schluss mit Petersilie. Schmecke mit Salz und Pfeffer ab.

Brühe Für Mehrere Tage

Mit dieser Basisbrühe bekommst Du ca. 3 Liter. Sie kann danach im Kühlschrank aufbewahrt werden.

Zutaten

- 3 Liter Wasser
- 3 Kilo Buntes Gemüse (Möhren, Kartoffeln, Zucchini, Brokkoli, Spargel oder einfach nach Wunsch und Saison)
- 1 Lorbeerblatt
- 2 Muskatnussblüten
- 3 Pfefferkörner
- Frische Kräuter (z.B. Petersilie, Kerbel, Dill, etc.)
- Hefeflocken oder Hefe-Paste

Zubereitung

Das Gemüse gründlich waschen. Danach das Gemüse in kleine Würfel schneiden und dann in einen großen Suppentopf legen. Gewürze hinzufügen. Jetzt das kalte Wasser eingießen und alles ordentlich umrühren.

Jetzt die Brühe aufkochen lassen und bei mittlerer Hitze 60 Minuten ziehen lassen. Nun 1 TL Hefe-Paste oder alternativ Hefeflocken gut darin verrühren und noch einmal 30 Minuten ziehen lassen. Das Gemüse nun durch ein feines Sieb abseihen und schon ist die Gemüsebrühe fertig.

Grünkohl-Mango-Salat

Zutaten:

1 Mango

4-5 große Blätter Grünkohl

1/2 große oder 1 kleine Avocado

¼ Tasse Mandeln

3 Datteln

¼ Tasse Kürbiskerne

Olivenöl

Seesalz

Zubereitung:

Wasche den Grünkohl gut ab. Entferne den Stiel und zerteile die Blätter in mundgerechte Stücke

Füge 1 EL Olivenöl hinzu und etwas Seesalz.

Schäle die Mango und schneide sie in dünne Streifen. Halbiere die Avocado and schneide sie in Streifen. Zerteile 3 Datteln in mundgerechte Stückchen.

Mische Mango, Avocado, Datteln, Mandeln und Kürbiskerne mit dem Grünkohl, bis alles gut verteilt ist.

(pro Portion: 265 Kalorien, 19 g Fett, 15 g Kohlenhydrate, 6 g Eiweiß)

Hähnchen Wraps

Zutaten:

- Blatt Salat
- Tomate
- EL Joghurt
- Salz & Pfeffer
- 1 Wrap
- Hähnchen Filte 100g
- TL Öl
- Zwiebel

Zubereitung:

Zunächst nehmen sie den Salat und die Zwiebel zur Hand, waschen sie den Salat und schneiden sie die Zwiebel in Ringe. Dann die Tomate ebenfalls waschen und zurecht schneiden. Würzen sie den Joghurt mit etwas Salz und Pfeffer. Dann in einer Pfanne das Öl erhitzen, und das Fleisch darin für einige Minuten anbraten. Dann den Wrap kurz in einer Pfanne ohne Öl warm machen. Danach den Wrap auf einen Teller legen, und diesen mit Joghurt bestreichen und die restlichen Zutaten in der Mitte verteilen. Danach kann der Wrap aufgerollt und gegessen werden.

Schnelles Bananen-Himbeer-Eis

Du brauchst:

- 1 Banane
- 75 g Himbeeren
- 1 TL Zucker(-ersatz)
- 50 - 100 ml Milch
- 1 EL frische Minze
- etwas echte Vanille

Zubereitung:

Schäle eine Banane, schneide sie in Stücke und lege sie, sowie auch die gewaschenen Himbeeren, für einige Stunden in die Tiefkühltruhe. Wenn das Obst gefroren ist, kann es losgehen. Verarbeite das Obst gemeinsam mit Zucker(-ersatz) und zunächst 50 ml Milch in einem Leistungsstarken Mixer zu einer Creme. Gib die Minzblätter, Vanille und, je nach Konsistenz, noch mehr Milch dazu und mixe das Ganze noch einmal kräftig durch. Tipp: Wenn du das Eis sofort isst, hat es eine schön cremige Konsistenz. Sollten Reste übrig bleiben, kannst du diese wieder einfrieren. Das Eis wird in der Gefriertruhe allerdings zu fest, um es später noch löffeln zu können. Fülle es daher vor dem Einfrieren in kleine Eisförmchen mit Stiel - so erhältst du ein fruchtiges, selbstgemachte Eis am Stiel.

Frühstücksquark Mit Chiasamen

Zutaten für 2 Personen:
250 g Magerquark
80 ml Wasser
2 EL Proteinpulver
2 EL fettarme Milch
2 EL Leinsamen
1 EL Chiasamen
Obst nach Wahl

Zubereitung:
Chiasamen über Nacht im Wasser quellen lassen.
Am nächsten Morgen Magerquark mit Proteinpulver und Milch verrühren.
Leinsamen und Chiasamen unterheben.
Mit Obst nach Wahl servieren.

Zubereitungszeit: 500 Minuten (inklusive 8 Stunden Quellzeit)

Senf-Eier

Portionen: 2
Zutaten
4 Eier
125 ml Milch
125 ml Gemüsebrühe
100 ml Wasser
300 g TK-Buttergemüse
15 g Mehl
15 g Margarine
1 ½ EL Senf
¼ Bund Petersilie
Salz
weißer Pfeffer
geriebene Muskatnuss
Zubereitung

1. Einen Topf mit 100 ml Wasser zum Kochen bringen, das Gemüse zufügen, 8 Minuten köcheln lassen.
2. Eier hart kochen, abschrecken.
3. In einen Topf die Margarine geben, erhitzen, schmelzen lassen.
4. Mehl zufügen, anschwitzen.
5. Ablöschen mit Milch und Gemüsebrühe. Aufkochen lassen, dann weitere 5 Minuten köcheln.
6. Würzen mit Salz, Pfeffer, Senf, Muskat.
7. Eier pellen, in die Senfsoße geben, warmhalten.

8. Petersilie abbrausen, trocken schütteln, hacken, über die Senfsoße streuen.

Tomatenaufstrich

Zutaten:
100 g Frischkäse
4 getrocknete Tomaten
1 Zwiebel
4 schwarze Oliven (entsteint)
1 Knoblauchzehe
2 TL Basilikum
1 TL Thymian
Salz, Pfeffer

Zubereitung:
Tomaten und Zwiebel würfeln.
Knoblauch abziehen.
Anschließend alle Zutaten vermischen und fein pürieren.
Salzen und pfeffern.

Champignon-Rucola-Pfanne

Zutaten für 4 Personen:
200 g Champignons
200 g Kirschtomaten
100 g Rucola
150 g veganer Frischkäse
Salz, Pfeffer

Zubereitung:
Champignons putzen und vierteln.
Tomaten waschen und klein schneiden.
Rucola waschen.
Champignons in heißem Öl anbraten.
Tomaten und Frischkäse hinzugeben.
Für fünf Minuten köcheln lassen.
Rucola unterheben und kurz mitgaren.
Mit Salz und Pfeffer abschmecken.

Zubereitungszeit: 25 Minuten

Avocadosalat

Portionen: 2
Nährwerte je Portion:
Kcal: 296, Eiweiß: 4 g, Fett: 21 g, Kohlenhydrate: 15 g, Ballaststoffe: 8 g

Zutaten
1 reife Avocado
½ Mango
175 g Cocktailtomaten
125 g Rucola
½ EL Zitronensaft

Dressing
1 EL Olivenöl
1 EL Orangensaft
1 EL Zitronensaft
½ EL Senf
Pfeffer

Zubereitung

1. Avocado halbieren, entsteinen, Fruchtfleisch herauslösen, würfeln.
2. Mango schälen, Fruchtfleisch würfeln.
3. Avocado und Mango mit Zitronensaft beträufeln.
4. Tomaten waschen, halbieren.
5. Rucola waschen, verlesen, Stiele abschneiden.
6. Alles in eine Schüssel geben, vorsichtig mischen.
7. Für das Dressing Orangen- und Zitronensaft in eine Schüssel geben, Senf zufügen, verrühren.

8. Würzen mit Salz, Pfeffer; Öl zufügen, unterschlagen. Das Dressing über den Salat geben, vorsichtig mischen.

Asiatischer Grünkohlsalat

Zutaten:
500 g Grünkohl
2 Zwiebeln
1 Knoblauchzehe
1 rote Chili
1 EL Rapsöl
2 EL Sojaöl
Salz, Pfeffer

Zubereitung:
Chilischote, Knoblauch und Zwiebeln putzen und in feine Stückchen schneiden.
In heißem Öl leicht anbraten.
Grünkohl waschen, putzen und mit in die Pfanne geben.
Fünf Minuten lang leicht schmoren lassen.
Anschließend die Sojasoße hinzugeben.
Salzen und pfeffern.

Möhrensuppe Mit Ingwer

Für 4 Personen

Zutaten:
400 g Möhren
1 mittelgroße Zwiebel
1 mittelgroße Kohlrabi
Ingwer (etwa 5 g)
1 kleineChilischote
20 g Butter
600 ml Gemüsefond
150 ml Kokosmilch
1 TL Curry
Salz, Pfeffer

Zubereitung:
Die Möhren schälen und in Stücke schneiden. Die Zwiebel schälen und würfeln. Den Ingwer schälen und fein hacken, die Chilischote klein schneiden. Butter in einem Topf erhitzen und Möhren, Zwiebel, Ingwer und Chili etwa 3 -4 Minuten andünsten. Mit Gemüsefond und Kokosmilch aufgießen, Gewürze zugeben und 20 Minuten bei reduzierter Hitze köcheln lassen.
Die Kohlrabi schälen und in 1 cm große Würfel schneiden.
Die Suppe mit dem Pürierstab fein pürieren . Die Kohlrabiwürfel einstreuen und weitere 8 Minuten

köcheln lassen.
Die Suppe noch einmal abschmecken und servieren.

Südwesten Quinoa und spiralförmig Süßkartoffel Gefüllte Paprikaschoten

Wenn Ihre Diät nach einem Taco ohne Tortilla verlangt, ist dieses Gemüse-verpackte Rezept für Sie. Herzhafte Quinoa und schwarze Bohnen liefern muskelaufbauendes Protein, während Süßkartoffeln komplexe Kohlenhydrate liefern, die Ihre hektischen Tage beleben. Cayennepfeffer, Paprika und Chilipulver fügen einen mexikanisch inspirierten Kick hinzu, so dass er mit den kühnen südwestlichen Aromen gefüllt ist, die Sie lieben. Servieren Sie mit einigen Avocado-Scheiben auf der Seite für eine Dosis von gesunden Fetten.

Rezepte
Zutaten

- ☐ 6 mittelgroße Paprika (wählen Sie die Farben, die Ihnen am besten gefallen!), Halbiert, Samen vollständig entfernt
- ☐ 1 große Süßkartoffel geschält, Blade D, Nudeln getrimmt
- ☐ 1,5 Tassen gekochte rote Quinoa
- ☐ 14,5 Unzen können gewürfelte Tomaten
- ☐ ¼ Teelöffel Cayennepfeffer
- ☐ ¼ Teelöffel Paprika
- ☐ ¼ Teelöffel Zwiebelpulver

- ☐ 1 Teelöffel Kreuzkümmel
- ☐ ½ Teelöffel Chilipulver
- ☐ ½ Teelöffel Knoblauchpulver
- ☐ 15 Unzen können schwarze Bohnen, abgelassen und gespült werden
- ☐ 1 Tasse Vollkornmais (aus einer Dose), abgetropft
- ☐ Salz-
- ☐ ½ Tasse zerfetzte mexikanische Käsemischung
- ☐ 2 Esslöffel gehackter Koriander
- ☐ 2 Avocados, geschält, entkernt und in Scheiben geschnitten

Anweisungen

☐ Den Ofen auf 375 Grad vorheizen. Eine 9 x 13 Backform oder ein umrandetes Backblech leicht einfetten. Die Paprikaschoten mit dem Kochspray bespritzen und in die Schale legen.

☐ Stellen Sie eine große Pfanne auf mittlerer Hitze und fügen Sie das Olivenöl hinzu. Sobald das Öl schimmert, fügen Sie die Süßkartoffelnudeln hinzu und würzen mit Salz und Pfeffer. Kochen Sie für 5-7 Minuten oder bis meist verwelkt (sie müssen nicht vollständig gekocht werden, weil sie in den Paprikaschoten länger kochen werden.) Fügen Sie die Quinoa, Tomaten, Cayennepfeffer, Paprika, Zwiebelpulver, Kreuzkümmel, Chilipulver, Knoblauch hinzu Pulver, schwarze Bohnen und Mais. Mit Salz. Zusammen mischen.

☐ Füllen Sie die Paprika mit der Quinoa-Mischung, bis alle Paprika gefüllt sind. Wenn Sie Käse verwenden, streuen Sie jeden Pfeffer mit Käse. Wenn die Paprika nach Belieben gefüllt sind, bedecken Sie das Gericht mit Folie.

☐ Die Paprika 20 Minuten backen und dann die Folie entfernen und weitere 10-15 Minuten backen oder bis die Paprikaschoten leicht braun werden.

☐ Die Paprika aus dem Ofen nehmen, mit Koriander garnieren und mit Avocado servieren.

Mini-Pfannkuchen Mit Beeren

Zutaten:
4 Eier (M)
5 EL Proteinpulver
2 EL Wasser
Stevia nach Bedarf
200 g gemischte Beeren
100 g Naturjoghurt
50 g Mascarpone

Zubereitung:
Eier, Wasser, Proteinpulver und Stevia solange miteinander verrühren, bis eine schaumige Masse entsteht.
Mini-Pfannenkuchen in heißem Öl ausbacken.
Beeren putzen und waschen.
Naturjoghurt mit Mascarpone verrühren.
Bei Bedarf mit Stevia süßen.
Beeren unter die Joghurtmasse heben.
Gemeinsam mit den Mini-Pfannkuchen servieren.

Chia-Pudding (~ 275 Kcal)

2 EL Chiasamen

75 ml Milch

50 ml Kokosmilch

1 TL Honig

Echte Vanille

Zimt

Zubereitung:

Mischen Sie Milch und Kokosmilch und rühren Sie den Honig ein. Würzen Sie die Flüssigkeit mit echter Vanille, sowie mit etwas Zimt. Geben Sie nun die Chiasamen dazu, rühren Sie kräftig um, füllen Sie das Ganze in eine passende Schale oder in ein Glas und stellen Sie es für mindestens 30 Minuten in den Kühlschrank. In dieser Zeit quellen die Chiasamen, nehmen so die Flüssigkeit auf und verwandeln die Masse in einen stichfesten Pudding.

Tipp: Für den Wachmacher-Effekt am Morgen können Sie den Pudding mit frisch gebrühtem Kaffee anstelle der Milch zubereiten.

Möhrensuppe Nach Ayurveda

Portionen: 2
Zutaten
250 g Möhren
1 kleine rote Chilischote
½ TL gehackter Ingwer
10 g Kürbiskerne
75 ml Sahne
75 ml Wasser
25 ml Milch
½ EL brauner Zucker
¼ EL gekörnte Gemüsebrühe
½ EL Walnussöl
1 Schuss Balsamico
½ TL Kresse
Zubereitung

1. Möhren putzen, evtl. schälen, stückeln.
2. Ingwer putzen, schälen, hacken.
3. Chilischote waschen, halbieren, entkernen, fein würfeln.
4. Kresse abbrausen.
5. Eine beschichtete Pfanne erhitzen, Kürbiskerne zufügen, rösten.
6. Eine weitere Pfanne mit Sesamöl erhitzen, Zucker zufügen, karamellisieren.

7. Möhren zum Zucker geben, kurz anbraten, dann mit Wasser ablöschen, das Ganze bissfest garen.
8. Den Inhalt der Pfanne in einen Mixer geben, pürieren.
9. Das Püree in den Topf geben, Ingwer, Chili, Gemüsebrühe zufügen, aufkochen lassen.
10. Sahne zufügen, unterrühren, evtl. würzen, verfeinern mit Balsamico.
11. Milch aufschäumen.
12. Die Suppe auf 4 Teller verteilen, die aufgeschäumte Milch auf die Suppe geben, mit Kürbiskernen und Kresse garnieren.

Mini-Pfannkuchen Mit Beeren

Zutaten:
4 Eier (M)
5 EL Proteinpulver
2 EL Wasser
Stevia nach Bedarf
200 g gemischte Beeren
100 g Naturjoghurt
50 g Mascarpone

Zubereitung:
Eier, Wasser, Proteinpulver und Stevia solange miteinander verrühren, bis eine schaumige Masse entsteht.
Mini-Pfannenkuchen in heißem Öl ausbacken.
Beeren putzen und waschen.
Naturjoghurt mit Mascarpone verrühren.
Bei Bedarf mit Stevia süßen.
Beeren unter die Joghurtmasse heben.
Gemeinsam mit den Mini-Pfannkuchen servieren.

Rührei Mit Räucherlachs

(400 kcal, 26,6 g Eiweiß, 4,3 g Kohlenhydrate, 11,3 g Fett)

Zutaten:

100 g Räucherlachs
3 Eier
1 Zweig Thymian
1 Zitrone
Albaöl
Salz und Pfeffer

Zubereitung:

Brate zunächst den Lachs mit etwas Albaöl in einer Pfanne an und schlage die Eier in einer Schüssel auf.
Verrühre die Eier gründlich mit Salz und Pfeffer.
Lege den Zweig Thymian zum Braten mit zum Lachs, würze ihn mit Salz und Pfeffer.
Den Lachs mit leicht glasigem Fleisch auf einen Teller legen und nun die Eimasse in die Pfanne geben und stocken lassen.
Nun das Ei zerrupfen und weiter erhitzen lassen.
Gebe nun das Rührei auf den Teller.
Schneide die Zitrone in der Hälfte auf und quetsche sie über dem Fisch aus.

Kalte Tomatensuppe Mit Einlage

Zutaten für 4 Portionen:
1,5 kg Strauchtomaten
100 g Kochschinken
5 Eier
2 Knoblauchzehen
½ Bund Koriander
2 EL Weißweinessig
2 EL Olivenöl
Tabasco
Salz, Pfeffer

Zubereitung:
Tomaten waschen, putzen und vierteln.
Knoblauchzehen schälen und klein hacken. Tomaten, Knoblauchzehen, Olivenöl und Weißweinessig fein pürieren.
Mit Tabasco, Salz und Pfeffer abschmecken.
Kochschinken in feine Streifen schneiden. Koriander waschen, zupfen und fein hacken.
Eier hart kochen, pellen und in Scheiben schneiden. Tomatensuppe mit dem Kochschinken, den Eiern und dem Koriander servieren.

Zubereitungszeit: 20 Minuten

Spinat Und Spiegeleier (~ 425 Kcal)

3 Eier

250 g TK-Spinat

50 ml Milch

2 EL Sahne

1 EL Sonnenblumenöl

Gemüsebrühpulver

Zwiebelpulver

Salz und Pfeffer

Zubereitung:

Füllen Sie die Milch in einen Topf, erwärmen Sie sie und platzieren Sie den Spinat zum Auftauen darin. Erhitzen Sie eine Pfanne mit etwas Öl und braten Sie die Spiegeleier darin an. Wenn der Spinat aufgetaut ist würzen Sie ihn mit Gemüsebrühpulver, etwas Zwiebelpulver, sowie Salz und Pfeffer und rühren Sie zum Schluss die Creme Fraiche ein. Würzen Sie die Spiegeleier mit Salz und Pfeffer und servieren Sie sie mit dem Spinat.

Hähnchenbrustfilet Auf Gemüse

Portionen: 2
Nährwerte je Portion:
Kcal: 490, Eiweiß: 35 g, Fett: 16 g, Kohlenhydrate: 49 g, Ballaststoffe: 9 g
Zutaten
2 Hähnchenbrustfilets (Gesamtgewicht: 250 g)
2 Knoblauchzehen
1 EL Sojasoße
1 EL Olivenöl, zum Braten
1 EL Senf
1 EL Honig
Salz
Pfeffer
Für das Gemüse
2 Pastinaken
2 Möhren
1 Knoblauchzehe
½ Knolle Rote Bete
½ Zwiebel
½ Süßkartoffel
½ Orange
1 EL Olivenöl, zum Braten
1 EL Honig (alternativ Ahornsirup oder Stevia)
½ EL getrockneter Thymian
Salz
Pfeffer
Zubereitung

1. Für die Marinade: Sojasoße und Öl in eine Schüssel geben. Senf, Honig, Salz, Pfeffer zufügen, vermischen.
2. Knoblauch abziehen, hacken, zur Sojasoßenmischung geben, vermischen.
3. Hähnchenbrustfilets abspülen, trocken tupfen, in die Mischung legen. Schüssel abdecken, über Nacht marinieren lassen.
4. Backofen auf Umluft 200 °C vorheizen, eine feuerfeste Form einfetten.
5. Rote Bete waschen, schälen, stückeln. Wasser in einen Topf gießen, zum Kochen bringen, Rote Bete hineingeben, blanchieren, abgießen, abschrecken, abtropfen lassen.
6. Möhren waschen, stückeln; Pastinaken putzen, in Würfel schneiden. Süßkartoffel gründlich abbürsten, evtl. schälen, in grob stückeln.
7. Knoblauch, Zwiebel abziehen, hacken, in eine Schüssel geben.
8. Orange auspressen, Saft zur Knoblauch-Zwiebel-Mischung geben, Öl und Honig zufügen, vermischen.
9. Das vorbereitete Gemüse in die Knoblauch-Honig-Mischung geben, durchmischen, dann in der feuerfesten Form verteilen. Würzen mit Salz, Thymian, Pfeffer. Die Form in den im Backofen stellen 45 Minuten backen.
10. Eine beschichtete Pfanne ohne Fett erhitzen, die marinierten Hähnchenbrustfilets in die Pfanne geben, von beiden Seiten scharf anbraten, Hitze reduzieren, weitere 5 - 10 Minuten garen lassen.

Low Carb Zucchini-Frittata

Zutaten:
4 Eier (M)
2 Zucchini
4 EL Frischkäse
3 EL geriebener Parmesan
1 Knoblauchzehe
½ Bund Thymian
Salz, Pfeffer

Zubereitung:
Zucchini und Knoblauch schälen und klein schneiden.
Beides mit dem Thymian mischen.
In heißem Öl für fünf Minuten anbraten.
Eier mit dem Frischkäse, Salz und Pfeffer verquirlen.
Über die angebratenen Zucchini geben.
Bei schwacher Hitze für acht Minuten ausbacken.
Frittata wenden und mit dem Parmesan bestreuen.
Weitere zwei Minuten backen.

Rucola-Tomaten-Salat Mit Feta

(400 kcal, 22 g Eiweiß, 9,4 g Kohlenhydrate, 9,5 g Fett)

Zutaten:

50 g Feta
100 g Rucola
20 g Tomaten
6 EL Albaöl
6 EL Apfelessig
Oregano
Schnittlauch
Salz und Pfeffer

Zubereitung:

Zerbröckel den Feta und gebe ihn in eine Schüssel. Wasche den Salat und die Tomaten und schneide die Tomaten in grobe Stücke.
Gebe 6 EL Essig und 6 EL Albaöl in ein Gefäß und füge den Oregano hinzu. Schneide den Schnittlauch in Ringe. Füge auch ihn hinzu und würze das Dressing mit Salz und Pfeffer.
Vermenge alles in einer Schüssel.

Rote-Beete-Suppe

Zutaten für 4 Portionen:
500 ml Gemüsebrühe
100 ml Sahne
400 g Rote Beete
200 g Knollensellerie
3 Schalotten
1 Lorbeerblatt
½ Bund Petersilie
4 EL Crème Fraîche
1 EL Butter
1 EL Zitronensaft
Salz, Pfeffer, Muskat

Zubereitung:
Rote Beete und Knollensellerie schälen und fein würfeln.
Schalotten putzen und in Ringe schneiden. Rote Beete, Knollensellerie und Schalotten in heißer Butter andünsten. Mit der Gemüsebrühe ablöschen. Muskat und Lorbeerblatt zugeben und für 25 Minuten köcheln. Lorbeerblatt herausnehmen und die Suppe fein pürieren. Mit Salz, Pfeffer und Zitronensaft abschmecken und mit Sahne aufgießen. Suppe nochmals kurz aufkochen. Gemeinsam mit der Crème Fraîche und der gehackten Petersilie servieren.

Zubereitungszeit: 45 Minuten

Milder Karotten-Apfel-Salat (~ 175 Kcal)

1 Apfel

2 Karotten

2 EL Apfelsaft

1 TL Zitronensaft

1/2 TL Honig

Salz und Pfeffer

Zubereitung:

Waschen und entkernen Sie den Apfel, schälen Sie die Karotte und raspeln Sie beides in feine Streifen. Vermengen Sie Apfelsaft, Zitronensaft und Honig zu einem Dressing, würzen Sie mit Salz und Pfeffer und übergießen Sie die Apfel-Karotten-Raspeln damit.

Tipp: Wenn Sie diesem Salat etwas mehr Würze geben wollen, können Sie etwas Sellerie oder Fenchel hinzugeben.

Pasteten

Portionen: 4
Zutaten
500 g Lauch
250 g fertiger Pastetenteig
250 g Schafskäse
125 ml Kondensmilch
3 Eier
2 Stiele frische Petersilie (ergibt gehackt 2 EL)
½ Zwieback (ergibt 1 EL Zwiebackbrösel)
1 EL Butterschmalz
Öl
Salz
Pfeffer
2 EL geschmolzene Butter
Zubereitung
1. Backofen auf 170 °C vorheizen, einen Bräter bereitstellen.
2. Lauch putzen, in Ringe schneiden.
3. Petersilie abbrausen, hacken.
4. Zwieback zerbröseln.
5. Eier in eine Schüssel aufschlagen, leicht verrühren.
6. Schafskäse grob reiben.
7. Wasser in einen Topf gießen, die Lauchringe zufügen, blanchieren, dann abtropfen lassen.
8. Kondensmilch in einen Topf gießen. Lauch zufügen, köcheln lassen, bis das Gemüse die Flüssigkeit

aufgenommen hat. Topf vom Herd nehmen, das Ganze etwas abkühlen lassen.

9. Lauch in eine Schüssel geben, Zwieback, Eier, Käse, Petersilie zufügen, mischen.

10. Würzen mit Salz und Pfeffer.

11. In den Bräter sechs Teigblätter legen, jedes Blatt mit Öl und der geschmolzenen Butter bestreichen.

12. Die Gemüsemischung darüber verteilen.

13. Auf die Gemüsemischung weitere sechs Teigblätter legen, das letzte Teigblatt mit Öl bestreichen, Wasser darüber sprühen.

14. Den Bräter in den Backofen stellen, backen, bis die Pasteten goldbraun sind.

Knoblauch-Panini

Zutaten:
250 g Mandelmehl
30 g Kokosmehl
3 EL Proteinpulver
3 Eier (M)
2 TL Weinsteinpulver
3 EL Olivenöl
3 EL Wasser
3 Knoblauchzehen
3 TL Oregano
1 TL Salz

Zubereitung:
Knoblauch schälen und zerkleinern.
Mandel- und Kokosmehl mit dem Protein- und Weinsteinpulver vermischen.
Nach und nach alle restlichen Zutaten hinzugeben.
Alles zu einem glatten Teig kneten.
Sechs bis acht Paninis daraus formen.
Im vorgeheizten Ofen bei 165°C für 20 Minuten backen.

Frühstück

(168 kcal, 13,7 g Kohlenhydrate, 33,8 g Protein, 0,1 g Fett)

Zutaten:
1 Paprika
1 Ei
Mineralwasser
Schnittlauch
Knäckebrot
Salz und Pfeffer

Zubereitung:
Paprika würfeln und am besten ohne Fett in eine beschichtete Pfanne geben.
Ein Ei mit etwas Mineralwasser aufschlagen und hinzugeben.
Kurz stocken lassen, mit Schnittlauch bestreuen und pfeffern. Mit einer Scheibe Knäckebrot servieren.

Gefüllte Tomaten Mit Açai

Zutaten für 4 Personen:
4 Fleischtomaten
250 g Champignons
1 Zucchini
1 Knoblauchzehe
1 Bund Basilikum
1 TL Açai-Pulver
1 TL Olivenöl
Salz, Pfeffer

Zubereitung:
Tomaten oben aufschneiden und mit einem Löffel aushöhlen.
Fruchtfleisch aufbewahren und mit dem Olivenöl, Salz und Pfeffer würzen.
Champignons und Zucchini waschen, putzen und würfeln.
Zum Fruchtfleisch geben und gut verrühren.
Basilikum waschen, zupfen und fein hacken.
Gemeinsam mit dem Açai-Pulver unter die Fruchtfleisch-Mischung heben.
Mit dem Knoblauch abschmecken.
Fruchtfleisch-Mischung in die Tomaten füllen.
Bei 180°C für 15 Minuten garen.
Mit Reis oder Nudeln servieren.

Zubereitungszeit: 30 Minuten

Zucchini-Schiffchen (~ 275 Kcal)

1 Zucchini

2 EL körniger Frischkäse

1 EL Quark

1 Karotte

1/2 Zwiebel

1 EL gehackte Petersilie

25 g geriebener Gouda

Paprikapulver

Salz und Pfeffer

Zubereitung:

Heizen Sie den Ofen auf 180 °C Ober-/ Unterhitze vor. Schälen Sie die Zucchini und teilen Sie sie der Länge nach in zwei Hälften, die Sie anschließend aushöhlen. Vermengen Sie Quark und Frischkäse, rühren Sie die Petersilie ein und würzen Sie mit Paprikapulver, Salz und Pfeffer. Schälen Sie die Karotte und raspeln Sie sie in feine Streifen. Hacken Sie die Zwiebel und mischen Sie die Zwiebelstücke, wie auch die Karottenraspel unter die Frischkäse-Quark-Mischung. Geben Sie außerdem das Fleisch der Zucchini, das Sie zuvor entfernt haben, zur Masse. Füllen Sie nun die Zucchinihälften mit der Füllung und bestreuen Sie sie mit dem Gouda, bevor Sie sie für etwa 20-25 Minuten in den Ofen schieben.

Mediterrane Rühreier

Zeitaufwand: 10 Minuten

Nährwertangaben pro Portion:
Kcal: 301
Protein: 18g
Fett: 22g
Kohlenhydrate: 9g

Zutaten für 2 Portionen:
4 Eier
1 große Zucchini
2 Zwiebeln
2 Esslöffel Olivenöl
2 Tomaten
Salz, Pfeffer, mediterrane Kräuter

Zubereitung:
1. Sämtliches Gemüse in kleine Stücke schneiden und in ca. 3 Minuten in einer Pfanne mit dem Olivenöl dünsten.
2. Aufgeschlagene Eier in einer separaten Schüssel mit den mediterranen Kräutern, Salz und Pfeffer vermengen.

3. Die Eier dann über das angedünstete Gemüse in die Pfanne geben und ca. 5 Minuten stocken lassen.

Scharfe Wintersuppe Mit Linsen Und Tomaten

Zutaten für 4 Portionen
1 TL Olivenöl
1 Zwiebel, fein gewürfelt
1 ZeheKnoblauch, kleingehackt
Etwas Ingwer, gerieben
2 TL Kreuzkümmel
1 TL Kurkuma
150 g rote Linsen
400 g gestückelte Tomaten, aus der Dose
1,5 l Gemüsebrühe
25 g frischer Koriander, kleingehackt
n.B. Salz und schwarzer Pfeffer
Nährwertangaben pro Portion
Kcal: 440 kcal; Kohlenhydrate: 7,4 g; Fett: 9,5 g; Eiweiß: 14,2 g
⭐Zubereitung
Olivenöl in einem großen Topf erhitzen und Zwiebel und Knoblauch glasig dünsten, bis die Zwiebel weich ist. Den Ingwer unterrühren.
Kreuzkümmel und Kurkuma hinzufügen und gut verrühren.
Rote Linsen, gestückelte Tomaten und Gemüsebrühe in den Topf füllen und aufkochen lassen.
Die Hitze reduzieren und die Wintersuppe zugedeckt für mindestens 30 Minuten köcheln lassen. Ab und zu umrühren.

Kurz vor dem Servieren den Koriander unterrühren und mit Salz und Pfeffer abschmecken.

Die Suppe auf tiefen Tellern anrichten und heiß genießen.

Power Bowl

Zutaten:
6EL Hirse Buchweizen
2TL Leinsamen

Brei
2EL Cranberries
300ml Haferdrink
2EL Walnüsse
2 Äpfel
2-3 Minzblätter
2 Bananen

Zubereitung:
1. Haferdrink in einem Topf zum Kochen bringen und den Brei hinzugeben.
2. Einen Apfel und eine Banane schälen, in kleine Stücke schneiden,
ebenfalls hinzugeben und die Mischung mit einem Pürierstab pürieren.
3. Den anderen Apfel und die Banane schälen, in kleine Stücke schneiden und
das fertige Gericht damit dekorieren.

Champignon-Aufstrich

Portionen: 2 Portionen
Zeitaufwand: 15 Minuten
Nährwertangaben: ca. 130 kcal

Zutaten:
250 g Quark
200 g Champignons
3 Knoblauchzehen
1 Zwiebel
Thymian, Cayennepfeffer
Salz, Pfeffer

Zubereitung:
1. Champignons, Zwiebel und Knoblauch klein schneiden, auf ein Backblech mit Backpapier legen und für 12 Minuten auf höchster Stufe in den Backofen schieben.

2. Anschließend herausnehmen, das Gemüse möglichst fein schneiden, mit Quark vermengen und mit Thymian, Cayennepfeffer, Salz und Pfeffer abschmecken. Schmeckt am besten auf selbstgebackenem Low-Carb Brot.

Falafel

Zutaten für 4 Personen:
500 g vorgekochte Kichererbsen
200 g Mehl
2 Schalotten
2 Knoblauchzehen
¼ Bund Petersilie
1 TL Kurkuma
1 TL Kreuzkümmel
Salz, Pfeffer

Zubereitung:
Schalotten und Knoblauch schälen und würfeln.
Mit den Kichererbsen vermengen und fein pürieren.
Mehl unterheben und verrühren, bis ein Teig entsteht.
Mit der Petersilie, dem Kurkuma, dem Kreuzkümmel,
Salz und Pfeffer abschmecken.
Mit feuchten Händen kleine Bällchen formen.
In heißem Öl für fünf Minuten frittieren.

Zubereitungszeit: 25 Minuten

Pizza Reichhaltig Belegt

Portionen: 1 Pizza
Zutaten
Teig
½ Blumenkohl
60 g geriebener Käse
1 Ei
Belag
100 g Schafskäse
16 getrocknete Tomaten
10 Oliven
250 g Rucola
Soße
150 g stückige Tomaten
1 EL Tomatenmark
Oregano (Pulverform)
½ Knoblauchzehe
Salz
Pfeffer
Zubereitung

1. Backofen auf 180 °C vorheizen, Backblech mit Backpapier auslegen.
2. Blumenkohl waschen, grob stückeln.
3. Wasser in einen Topf gießen, Salz zufügen, das Ganze zum Kochen bringen.
4. Blumenkohl zufügen, Temperatur herunter drehen, den Blumenkohl 7 Minuten kochen.

5. Den Blumenkohl abgießen, in eine Schüssel geben.
6. Ei und Käse zufügen, mit dem Pürierstab das Ganze zu einer geschmeidigen Masse verarbeiten.
7. Den Teig auf das Backblech geben, zu einem Kreis formen, im Backofen 20 Minuten backen.
8. Für die Soße die Tomaten in einen Topf geben, erhitzen.
9. Tomatenmark zufügen, einrühren.
10. Knoblauch abziehen, durch die Presse in die Soße pressen, mischen.
11. Würzen mit Salz, Pfeffer und Oregano. Bei kleiner Temperatur das Ganze einige Minuten ruhen lassen.
12. Den Schafskäse in Scheiben schneiden.
13. Den Pizzaboden aus dem Backofen nehmen, die Soße darauf verstreichen.
14. Die getrockneten Tomaten, Oliven und die Käsescheiben auf dem Pizzaboden verteilen.
15. Die Pizza nochmals in den Backofen schieben und weitere 15 Minuten backen.
16. Die Pizza aus dem Backofen holen.
17. Rucola abspülen, Stiele entfernen, Rucola über die Pizza geben.

Italienischer Rucolasalat

Zutaten:
1 Bund Rucola
1 Fenchelknolle
1 Salatgurke
4 EL geriebener Parmesan
2 EL Balsamico-Essig
2 EL Olivenöl
1 EL Honig
Salz, Pfeffer

Zubereitung:
Fenchel putzen und in feine Streifen hobeln.
Rucola waschen und abtropfen lassen.
Salatgurke schälen und würfeln.
Alle drei Zutaten miteinander vermengen.
Anschließend das Dressing aus Honig, Olivenöl und Essig zubereiten.
Salzen und pfeffern und den Parmesan unterheben.
Dressing über den Salat geben.

Seelachs Mit Tomaten

Für 4 Personen

Zutaten:
400 g Seelachs
6 Tomaten
6 TL Zitronensaft
6 TL Olivenöl
3 TL Pinienkerne
3 TL Kapern
Petersilie
Salz
Pfeffer

Zubereitung:
Den Backofen auf 180 Grad vorheizen. Den Seelachs waschen und mit Küchenpapier abtupfen. Von beiden Seiten salzen und pfeffern und mit Zitronensaft beträufeln.
Eine Auflaufform mit Olivenöl einfetten. Die Tomaten waschen, in dünne Scheiben schneiden, und pfeffern und salzen. Gleichmäßing in der Auflaufform verteilen.
Die Pinienkerne, Petersilie und Kapern grob hacken und miteinander vermengen. Den Seelachs auf die Tomaten legen und das Gemisch aus Pinienkernen, Kapern und Petersilie darauf verteilen. Mit dem Öl beträufeln. Bei 180 Grad im Ofen auf der mittleren Schiene ca. 20 Minuten dünsten.

Low Carb Zucchini-Frittata

Zutaten:
4 Eier (M)
2 Zucchini
4 EL Frischkäse
3 EL geriebener Parmesan
1 Knoblauchzehe
½ Bund Thymian
Salz, Pfeffer

Zubereitung:
Zucchini und Knoblauch schälen und klein schneiden.
Beides mit dem Thymian mischen.
In heißem Öl für fünf Minuten anbraten.
Eier mit dem Frischkäse, Salz und Pfeffer verquirlen.
Über die angebratenen Zucchini geben.
Bei schwacher Hitze für acht Minuten ausbacken.
Frittata wenden und mit dem Parmesan bestreuen.
Weitere zwei Minuten backen.

Gemüsehähnchen

Zeitaufwand: 15 Minuten

Nährwertangaben pro Portion:
Kcal: 72
Protein: 2g
Fett: 2g
Kohlenhydrate: 32g

Zutaten für 2 Portionen:
160g Hähnchenfilet
60g Nudeln
2 Möhren
2 Zwiebeln
etwas Rucola, Butter, Salz und Pfeffer

Zubereitung:
1. Nudeln im Salzwasser bissfest kochen.
2. Möhre und Zwiebel putzen und alles in kleine Würfel schneiden und in der Pfanne mit wenig Butter andünsten.
3. Hähnchenfilet waschen, abtupfen und ebenfalls in kleine Stücke schneiden und in die Pfanne geben.
4. Hähnchen mit dem Gemüse fertig garen (wenn nötig etwas Wasser dazugeben).

5. Pfanne vom Herd nehmen, etwas Rucola dazugeben und gut vermischen..

Indisches Putencurry „Madras"

Zutaten für 4 Portionen
2 Zwiebeln, gewürfelt
2 Zehen Knoblauch, kleingehackt
Etwas Ingwer
3 Grüne Chilischoten
Etwas Erdnussöl
750 g Putenbrustfilets, gewürfelt
400 g geschälte Tomaten, aus der Dose
1 Bund Frischer Koriander, kleingehackt
1 EL Koriander, getrocknet
1 TL Kreuzkümmel
1 TL Fenchelsamen
2 TL Bockshornklee
5 Zehen Knoblauch, gepresst
1 TL Schwarze Pfefferkörner
2 rote Chilischoten, getrocknet
Nährwertangaben pro Portion
Kcal: 210 kcal; Kohlenhydrate: 25,6 g; Fett: 7,9 g; Eiweiß: 28,3 g
Zubereitung
Getrockneten Koriander, Kümmel, Fenchelsamen, Bockshornklee, schwarze Pfefferkörner, Knoblauch und Chili in einer Pfanne anrösten, anschließend vollständig abkühlen lassen und in einem Mixer auf höchster Stufe verblenden. Beiseitestellen.
Zwiebel, Knoblauch, Ingwer und grüne Chilischoten in den Mixer geben und zu einer feinen Paste verarbeiten.

Erdnussöl in einer Pfanne erhitzen und die Zwiebelpaste für 4-5 Minuten rösten. Putenbrustfilets hinzufügen und mit der Paste bedecken. Das Fleisch für 3-4 Minuten von beiden Seiten goldbraun braten. Die Gewürzmischung hinzufügen und für weitere 2-3 Minuten braten.

Geschälte Tomaten und etwas Wasser hinzufügen und das Curry aufkochen lassen. Die Hitze reduzieren und das Putencurry zugedeckt für 40-45 Minuten köcheln lassen.

Das Curry auf tiefen Tellern anrichten, mit frischem Koriander garnieren und mit braunem Reis und Fladenbroten servieren.

Nuss-Frucht-Joghurt

Zutaten:
2 Äpfel
400g Sojajogurt
30g gehackte
200g Himbeeren

Mandeln

Zubereitung:
1. Die Äpfel waschen und in kleine Stücke schneiden, die Himbeeren waschen
und trocknen lassen.
2. Joghurt in eine Schale geben, die Früchte hinzugeben und den fertigen
Joghurt mit gehackten Mandeln dekoriert servieren.

Gnocchi Mit Roter Bete

Portionen: 1 Portion
Zeitaufwand: 35 Minuten
Nährwertangaben: ca. 470 kcal

Zutaten:
300 g Rote Bete
200 g Gnocchi
2 TL Parmesan-Öl
Etwas Kresse
Salz und Pfeffer

Zubereitung:
1. Gnocchi erst nach Packungsanweisung kochen, abgießen und in einer Pfanne knusprig braten. In einer anderen Pfanne die in Scheiben geschnittene rote Bete legen, im Parmesan-Öl dünsten und würzen.

2. Rote Bete und Gnocchi auf einen Teller geben und mit Salz, Pfeffer und Kresse bestreuen.

Bananenkuchen

Zutaten für 4 Personen:
200 g Vollkornmehl
160 g ungesüßter Apfelmus
100 g Zucker
4 Bananen
1 TL Vanilleextrakt
1 Prise Salz

Zubereitung:
Bananen schälen und mit einer Gabel zerdrücken.
Mit dem Apfelmus, Zucker und Vanilleextrakt verrühren.
Nach und nach das Mehl und das Salz unterheben.
Solange rühren, bis ein glatter Teig entsteht.
Bei 175°C für 40 Minuten backen.

Zubereitungszeit: 65 Minuten

Gurken-Melonen-Smoothie

Portionen: 1
Zutaten
300 g Wassermelone
50 g Gurke
25 ml Wasser
4 Minzeblätter
1 EL Zucker oder die entsprechende Menge Süßstoff
1 EL Limettensaft
Zubereitung

1. Melone schälen, würfeln, in Eiswürfelbehälter geben, über Nacht in den Gefrierschrank stellen.
2. Am nächsten Tag die Gurke waschen würfeln, Minzeblätter abbrausen, beides mit den Melonenwürfeln, Limettensaft, Süßmittel und Wasser in einen Mixer geben, zu feinem Püree verarbeiten.

Thai Kokosnusssuppe

Zutaten:
2 EL Kokosöl
1 Zwiebel
2 Knoblauchzehen
1 TL frischer Ingwer
2-3 EL roter Curry Thai Paste
2 Tassen gewürfelte Butternuss-Kürbis
4 Tassen Rindfleischbrühe
2 EL Kokosöl
3 EL Fischsoße
5 Champignons
3 Tassen Baby Spinatblätter
200 G Rindfleisch
1 große Limette- entsaftet

Zubereitung:
Kochtopf mit Öl bei mittlerer Hitze vorheizen.
Zwiebel schneiden und anbraten.
Ingwer, Knoblauch, Curry Paste und Butternuss-Kürbis hinzufügen und
durchmischen.
Rinderbrühe, Kokosmilch, Fischsoße und geschnittene Pilze hinzufügen.
10-15 Minuten kochen lassen.
Spinat und Rindfleisch hinzufügen und für 5-10 Minuten kochen.
Limette auspressen und abschmecken.

Dorade Auf Gemüsebett

Für 2 Personen

Zutaten:
2 Doradenfilets (alternativ Wolfsbarsch)
2 rote Paprikaschoten
250 g Tomaten
1 Zwiebel
1 Knoblauchzehe
3 El Öl
1 Tl scharfes Paprikapulver
1 Tl edelsüßes Paprikapulver
Salz
Pfeffer
3 Stengel Petersilie

Zubereitung:
Die Zwiebel längs halbieren und quer in schmale Halbringe schneiden. Die Knoblauchzehe fein hacken. Die beiden Paprikaschoten waschen, entkernen und in Streifen schneiden. Die Tomaten würfeln.
In einem Topf 2 El Öl erhitzen. Die Zwiebeln darin bei mittlerer Hitze etwa 5 Minuten glasig braten. Den Knoblauch kurz mitbraten. Die Paprikastreifen unterrühren und 2 Minten braten. Den Topf vom Herd nehmen. Das scharfe und edelsüße Paprikapulver unterrühren. Tomaten untermischen und salzen.

Zugedeckt aufkochen und dann bei mittlerer Hitze 10 Minuten dünsten.

1 El Öl in einer Pfanne erhitzen. Die beiden Doradenfilets auf beiden Seiten mit Salz und Pfeffer würzen. Im heißen Öl auf beiden Seiten 3-4 Minuten braten. Petersilienblättchen abzupfen und hacken. Die Fischflets auf dem Paprikagemüse anrichten und mit Petersilie bestreuen. .

Knoblauch-Panini

Zutaten:
250 g Mandelmehl
30 g Kokosmehl
3 EL Proteinpulver
3 Eier (M)
2 TL Weinsteinpulver
3 EL Olivenöl
3 EL Wasser
3 Knoblauchzehen
3 TL Oregano
1 TL Salz

Zubereitung:
Knoblauch schälen und zerkleinern.
Mandel- und Kokosmehl mit dem Protein- und Weinsteinpulver vermischen.
Nach und nach alle restlichen Zutaten hinzugeben.
Alles zu einem glatten Teig kneten.
Sechs bis acht Paninis daraus formen.
Im vorgeheizten Ofen bei 165°C für 20 Minuten backen.

Schinkennudeln Al Dente

Zeitaufwand: 15 Minuten

Nährwertangaben pro Portion:
Kcal: 299
Protein: 26g
Fett: 5g
Kohlenhydrate: 37g

Zutaten für 2 Portionen:
200g gekochten Schinken
1 Esslöffel Olivenöl
100g Nudeln
etwas Salz

Zubereitung:
1. Nudeln in Salzwasser bissfest kochen.
2. Schinken würfeln und in der Pfanne mit Olivenöl knusprig-kross braten.

3. Nudeln abtropfen und gebratenen Schinken darüber geben.

Burger „Buffalo Style" Mit Blauschimmelkäse

Zutaten für 4 Portionen
450 g Rinderhackfleisch
¼ TL Salz
½ TL Schwarzer Pfeffer
1 TL Knoblauchpulver
1 TL Zwiebelgranulat
1 TL Worcestershiresauce
65 ml Chili-Sauce
6 EL Blauschimmelkäse, zerkrümelt
4 Vollkornbrötchen

Für den Belag:
1 Zwiebel, in Scheiben geschnitten
Einige Eisberg-Salatblätter
1 Tomate, in Scheiben geschnitten
Nährwertangaben pro Portion
Kcal: 345 kcal; Kohlenhydrate: 30 g; Fett: 13 g; Eiweiß: 29 g

🍴Zubereitung
Rinderhackfleisch, Salz, Pfeffer, Knoblauchpulver, Zwiebelgranulat, Worcestershiresauce und Chili-Sauce in einer Rührschüssel zu einer glatten Hackmasse verarbeiten.

Aus der Masse vier gleich große Burger-Patties formen und in jedes der vier Patties einen Esslöffel Blauschimmelkäse drücken.

Olivenöl in einer Pfanne erhitzen und die Patties von beiden Seiten für 3-4 Minuten goldbraun braten.

Jedes Vollkornbrötchen mit einem Pattie, einem halben Teelöffel Blauschimmelkäse, Zwiebeln, Eisbergsalat und einer Tomatenscheibe belegen und die Burger umgehend servieren.

Sommerlicher Feldsalat

Zutaten:
500g Feldsalat
200g Erdbeeren
2EL Olivenöl
1EL Joghurt
1EL Balsamico
½ Avocado
1TL Honig

200g
1 Frühlingszwiebel

Cherrytomaten
10g Pinienkerne
Salz und Pfeffer

Zubereitung:
1. Den Knoblauch schälen und pressen, die Frühlingszwiebel putzen und in dünne
Scheiben schneiden und den Feldsalat putzen.
2. Die Avocado halbieren, entkernen und das Fruchtfleisch in kleine Stücke schneiden.
3. Die Tomaten waschen und halbieren, die Erdbeeren ebenfalls waschen und vierteln.
4.
Für das Dressing: Joghurt, Honig, Balsamico, Salz, Pfeffer und Olivenöl in
ein Schälchen geben und gut verquirlen.

5. Alle Zutaten in eine große Schüssel geben, vermengen und das Dressing drüber
geben und gut durchmischen.

Kohlrabi-Pommes

Portionen: 1 Portion
Zeitaufwand: 15 Minuten + Backzeit
Nährwertangaben: ca. 70 kcal

Zutaten:
1 Kohlrabi groß
1 TL Olivenöl
Pommesgewürz
Currypulver

Zubereitung:
1. Ofen auf 200 Grad vorheizen. Kohlrabi schälen, in Streifen schneiden, in eine Schüssel geben und mit Olivenöl beträufeln. Die Kohlrabistreifen nun auf ein Backblech mit Backpapier legen und für 25 Minuten backen.

2. Solange sie noch heiß sind mit Pommesgewürz und Currypulver bestreuen; alternativ Paprikapulver verwenden.

Smoothie Mit Datteln, Cashewkernen Und Chia

Portionen: 1
Zutaten:
2 große, kernlose Datteln
3 EL Cashewkerne
2 EL Hanfsamen
2 EL Kakaobohnensplitter
2 EL Macapulver
1 EL Chiasamen
¼ TL Chlorellapulver
¼ TL Kardamompulver
1 TL Zimt
1 TL Ingwerpulver
2 Tassen Kokoswasser
1 TK-Banane
1 ½ Tassen Eiswürfel
Zubereitung:

1. Banane für einige Stunden in den Gefrierschrank legen.
2. Cashewkerne, Hanfsamen, Kakaobohnensplitter, alle Gewürze mit Kokoswasser in den Mixer geben und gut durchmixen, bis die Masse homogen und cremig ist.
3. Banane und Eiswürfel zufügen und nochmals durchmixen, bis die Masse eine frostige Substanz erreicht.
4. Wer möchte, kann mit Süßstoff nachsüßen.

Schmackhaftes Steak In Rahmsoße

Zutaten:
500 g Putenschnitzel
300 ml Sojacreme
3 Schalotten
2 Knoblauchzehen
4 EL Weißwein
2 EL Olivenöl
2 EL grüner Pfeffer
Salz, Pfeffer

Zubereitung:
Schalotten und Knoblauchzehen schälen und klein schneiden.
Putenschnitzel salzen und pfeffern.
In heißem Öl kurz anbraten.
Anschließend ruhen lassen.
Schalotten und Knoblauch mit dem Weißwein dünsten.
Sojacreme, grünen Pfeffer und Putenschnitzel hinzugeben.
Für zehn Minuten köcheln.

Tomatenaufstrich

Zutaten:
100 g Frischkäse
4 getrocknete Tomaten
1 Zwiebel
4 schwarze Oliven (entsteint)
1 Knoblauchzehe
2 TL Basilikum
1 TL Thymian
Salz, Pfeffer

Zubereitung:
Tomaten und Zwiebel würfeln.
Knoblauch abziehen.
Anschließend alle Zutaten vermischen und fein pürieren.
Salzen und pfeffern.

Mafiosi Schnitzel

Zeitaufwand: 25 Minuten

Nährwertangaben pro Portion:
Kcal: 220
Protein: 27g
Fett: 8g
Kohlenhydrate: 9g

Zutaten für 2 Portionen:
250g Schweineschnitzel
4 Cherrytomaten
2 Esslöffel Balsamico
2 Esslöffel Olivenöl
etwas Rucola
Salz, Pfeffer, Parmesankäse

Zubereitung:
1. Schnitzel beidseitig mit Pfeffer und Salz bestreuen. Cherrytomaten waschen und in Scheiben schneiden, Rucola putzen.

2. Schnitzel von allen Seiten in Olivenöl braten, herausnehmen und dann mit Tomaten, Rucola, Balsamico und Parmesan bestreuen.

Spanische Fischpfanne Mit Grünen Bohnen

Zutaten für 4 Portionen
400 g Fenchel, gewürfelt
4 EL Olivenöl
4 TL Paprika, edelsüß
500 ml Tomatensauce, light
500 ml Gemüsebrühe
400 g Kabeljaufilet
300 g Riesengarnelen
4 Bio-Zitronen
150 g grüne Bohnen
350 g Blumenkohl, in Röschen zerteilt
Etwas frischer Basilikum, kleingehackt
Nährwertangaben pro Portion
Kcal: 216 kcal; Kohlenhydrate: 19g; Fett: 11,2 g; Eiweiß: 16,4 g

✔ Zubereitung

Olivenöl in einer großen Pfanne erhitzen und den Fenchel für 5-6 Minuten darin andünsten, bis er gar ist. Paprikapulver, Tomatensauce und Gemüsebrühe hinzufügen, aufkochen lassen, die Hitze reduzieren und die Sauce für 5-6 Minuten köcheln lassen.

Kabeljaufilet und Riesengarnelen unter die Sauce rühren und für weitere 10 Minuten köcheln, bis der Fisch durch ist.

Die Fischpfanne mit Salz; Pfeffer, Zitronensaft und Zitronenschale würzen.

Salzwasser in einem kleinen Topf zum Kochen bringen und die grünen Bohnen für 5-6 Minuten gar kochen. Das Kochwasser abgießen.

Den Blumenkohl in einen Mixer geben und auf hoher Stufe zerkleinern. Das Blumenkohl-Couscous mit Zitronensaft abschmecken.

Blumenkohl-Couscous, grüne Bohnen und die Fischpfanne auf Tellern anrichten, mit frischem Basilikum garnieren und servieren.

Salat Mit Pute Und Ei

Zutaten:
2 Tomaten
2 Putenbrustfilets
100g Salat
2 Eier
1TL Olivenöl
½ Salatgurke
1TL Balsamico
1 grüne Paprika
Salz und Pfeffer
2EL Naturjoghurt
Olivenöl zum
2EL Kräuter

Zubereitung:
1. Putenbrust in Streifen schneiden und in einer Pfanne goldbraun anbraten.
2. Die Eier hart kochen, abkühlen lassen und in Stücke schneiden.
3. Das Gemüse waschen,ggf. Entkernen, den Strunk entfernen und in Stücke schneiden. Anschließend den Salat putzen und in mundgerechte Stücke schneiden.
4. In einer Schüssel: Naturjoghurt, Kräuter, Olivenöl, Balsamico, Pfeffer und

Salz vermischen.
5. Alles zusammen in einer großen Schüssel vermischen und servieren.

Kabeljau Süß-Sauer

Portionen: 1 Portion
Zeitaufwand: 25 Minuten
Nährwertangaben: ca. 260 kcal

Zutaten:
125 g Kabeljaufilet
2 EL Ketchup
1 EL Mineralwasser
1 Zwiebel
1 Kartoffel
1 Paprika
1/2 Apfel
Zitronensaft
Sambal Olek
Salz und Pfeffer

Zubereitung:
1.   Das in mittelgroße Stücke geschnittene Fischfilet mit Pfeffer und Zitronensaft würzen, in etwas Mineralwasser braten und dann zunächst zur Seite stellen.

2.   Nun Alles Obst und Gemüse würfeln, im Wasser kurz garen und mit Sambal Olek, Ketchup, Salz und Pfeffer würzen. Dann nur noch servieren und fertig!

Smoothie Mit Vielen Vitaminen

Portionen: 1
Zutaten:
1 Orange
4 Scheiben Ananas
100 g frischer Spinat
¼ l Wasser
Zubereitung:

1. Orange waschen, Schale abreiben, dann auspressen, Saft auffangen.
2. Ananasscheiben grob stückeln.
3. Spinat waschen, grob zerkleinern.
4. Alles mit dem Wasser in den Mixer geben und mixen, bis die Masse geschmeidig ist.

Hausgemachter Milchreis

Zutaten:
200 g körniger Frischkäse
3 EL Wasser
2 TL Flohsamen
Vanillearoma
Stevia bei Bedarf

Zubereitung:
Alle Zutaten miteinander verrühren.
Vor dem Verzehr mindestens 30 Minuten kaltstellen.

Asiatischer Grünkohlsalat

Zutaten:
500 g Grünkohl
2 Zwiebeln
1 Knoblauchzehe
1 rote Chili
1 EL Rapsöl
2 EL Sojaöl
Salz, Pfeffer

Zubereitung:
Chilischote, Knoblauch und Zwiebeln putzen und in feine Stückchen schneiden.
In heißem Öl leicht anbraten.
Grünkohl waschen, putzen und mit in die Pfanne geben.
Fünf Minuten lang leicht schmoren lassen.
Anschließend die Sojasoße hinzugeben.
Salzen und pfeffern.

Brot Mit Thunfischcreme

Zeitaufwand: 5 Minuten

Nährwertangaben pro Portion:
Kcal: 150
Protein: 6g
Fett: 6g
Kohlenhydrate: 18g

Zutaten für 2 Portionen:
1 Dose Thunfisch in Öl
4 Scheiben Roggenvollkornbrot
4 Esslöffel Quark (Magerstufe)
2 Esslöffel Mayonnaise
3 Teelöffel Kapern
abgeriebene Schale einer Zitrone

Zubereitung:
1. Thunfisch abtropfen und mit den anderen Zutaten außer dem Brot in einer Schüssel gut mischen.

2. Vollkornbrot mit der entstandenen Masse bestreichen.

Schnelle Fladenbrotpizza Mit Zucchini, Chilli Und Frischer Minze

Zutaten für 4 Portionen
4 kleine Fladenbrote
Etwas Olivenöl
2 Zucchini
1 Zehe Knoblauch
1 rote Chilischote
1 Ball Mozzarella
Etwas frische Minze, kleingehackt
Nährwertangaben pro Portion
Kcal: 292 kcal; Kohlenhydrate: 43 g; Fett: 1,3 g; Eiweiß: 11 g
✒ Zubereitung
Den Backofen auf 200° C vorheizen.
Die Fladenbrote von beiden Seiten mit etwas Olivenöl einpinseln und für 1-2 Minuten pro Seite backen.
Zucchini waschen und in feine Scheiben schneiden. Knoblauch und Chili kleinhacken. Den Mozzarella in dünne Scheiben schneiden.
Zucchini, Knoblauch und Chili in einer kleinen Schüssel vermengen und einen Esslöffel Olivenöl unterrühren.
Das Gemüse auf den Fladenbroten verteilen, den Mozzarella über das Gemüse legen und die Fladenbrote für weitere 5-6 Minuten backen, bis der Käse geschmolzen ist.
Die Fladenbrotpizzen nach Bedarf mit Salz und Pfeffer würzen, mit frischer Minze und einem Schuss Olivenöl garnieren und servieren.

Erbsensuppe

Zutaten:
1l Wasser
200g grüne Erbsen
½ Karotte
200g Kartoffeln
1TL Olivenöl
½ Zwiebel
Salz und
½ Karotte

Pfeffer

Zubereitung:
1.Karotten, Zwiebel, Karotte und Kartoffeln waschen , schälen und in kleine
Stücke schneiden.
2.Die Erbsen in einem Topf mit Wasser zum kochen bringen, anschließend
die Kartoffeln und das andere Gemüse hinzugeben, aufkochen lassen und würzen.
3.Olivenöl hinzufügen, alles mit einem Pürierstab pürieren, danach wieder
in den Topf geben und die Suppe aufkochen lassen.

Kartoffelsuppe

Portionen: 1 Portion
Zeitaufwand: 30 Minuten
Nährwertangaben: ca. 500 kcal

Zutaten:
500 g Kartoffeln
200 g Schalotten
1 EL Tomatenmark
1 EL Senf
1 EL Dill
1 TL Rapsöl
1 Liter Gemüsebrühe
Schnittlauch
Chiliflocken
Salz und Pfeffer

Zubereitung:
1.   Schalotten würfeln und dünsten bis sie leicht glasig sind. Senf und Tomatenmark unterrühren und die Gemüsebrühe dazu gießen. Einen Großteil der Gewürze dazugeben, Kartoffeln würfeln, dazugeben und für 20 Minuten bei geringer Hitze köcheln.

2.   Kurz abkühlen lassen und dann alles mit einem Pürierstab pürieren. Abschließend mit übrigen Kräutern bestreuen.

Italienischer Rucolasalat

Zutaten:
1 Bund Rucola
1 Fenchelknolle
1 Salatgurke
4 EL geriebener Parmesan
2 EL Balsamico-Essig
2 EL Olivenöl
1 EL Honig
Salz, Pfeffer

Zubereitung:
Fenchel putzen und in feine Streifen hobeln.
Rucola waschen und abtropfen lassen.
Salatgurke schälen und würfeln.
Alle drei Zutaten miteinander vermengen.
Anschließend das Dressing aus Honig, Olivenöl und Essig zubereiten.
Salzen und pfeffern und den Parmesan unterheben.
Dressing über den Salat geben.

Spinattomaten

Zeitaufwand: 40 Minuten

Nährwertangaben pro Portion:
Kcal: 220
Protein: 11g
Fett: 15g
Kohlenhydrate: 10g

Zutaten für 2 Portionen:
2 große Fleischtomaten
2 Zwiebeln
50g Gorgonzola
250g Spinat
1 Esslöffel Sonnenblumenöl
Knoblauchpulver, Pfeffer, Salz

Zubereitung:
1. Spinat waschen und trocken tupfen, Zwiebeln schälen und klein hacken.
2. In einem kleinen Topf Zwiebeln, Spinat mit Öl und etwas Knoblauchpulver, Pfeffer und Salz dünsten.
3. Gorgonzola würfeln, in den Topf geben und verrühren.
4. Von den Tomaten einen Deckel abschneiden, aushöhlen und das Fruchtfleisch in den Topf geben.
5. Leere Tomaten in einer Auflaufform mit dem Topfinhalt füllen, dabei kann überschüssiges ruhig danebenlaufen.

6. In den vorgeheizten Backofen bei 200 Grad (Umluft) geben und 25 Minuten backen.

Knusprige Haferflockenriegel Mit Bananen Und Erdbeer-Topping

Zutaten für 4 Portionen
Für das Erdbeer-Topping:
330 g Gefrorene Erdbeeren
1 EL Honig
½ Zitrone, ausgepresst

Für die Haferflockenriegel:
165 g Haferflocken
1 TL Backpulver
2 TL Zimt
250 g Bananen, zerdrückt
2 TL Vanilleextrakt
2 EL Honig
Nährwertangaben pro Portion
Kcal: 289 kcal; Kohlenhydrate: 62 g; Fett: 3,2 g; Eiweiß: 6 g

✒ Zubereitung
Den Backofen auf 190° C vorheizen und ein Backblech mit Backpapier auslegen.
Gefrorene Erdbeeren, Honig und Zitronensaft in einen Mixer geben und auf höchster Stufe verblenden. Die Mischung in eine Schüssel füllen und im Kühlschrank kalt stellen.
Die Hälfte der Haferflocken in einen Mixer geben und zerkleinern. Zusammen mit den übrigen Haferflocken, Backpulver, Zimt, Bananen, Vanilleextrakt und Honig in eine Rührschüssel füllen und gut verrühren.

Den Haferflocken-Mix gleichmäßig auf dem Backblech verteilen und leicht festdrücken.

Das Erdbeer-Topping gleichmäßig über dem Haferflocken-Teig verteilen und glatt streichen.

Die Haferflockenriegel für 30-35 Minuten goldbraun backen, aus dem Ofen nehmen und vollständig abkühlen lassen. Anschließend in Riegelform schneiden und genießen

Kürbissuppe

Zutaten:
½ Kürbis
3EL Olivenöl
1 Zwiebel

500ml
1 Knoblauchzehe
Gemüsebrühe
Salz und Pfeffer
Zubereitung:
1. Den Kürbis waschen und in kleine Stücke schneiden. Zwiebel und Knoblauch
schälen und in klein hacken.
2. Topf mit Olivenöl erhitzen, das Gemüse hinzugeben, andünsten, die Brühe
hinzugeben und gut mischen.
3. Anschließend alles mit Salz und Pfeffer würzen und servieren.

Frischer Eisbergsalat

Portionen: 3 Portionen
Zeitaufwand: 20 Minuten
Nährwertangaben: ca. 200 kcal

Zutaten:
1 Eisbergsalat
600 g Mais
4 Tomaten
1 Salatgurke
2 Zwiebeln
2 Pck. Salatmischung Kräuter
1 Zitrone
Olivenöl

Zubereitung:
1. Alle Gemüsesorten waschen, in Scheiben oder Stücke schneiden und in eine Salatschüssel geben. In einer kleinen Tasse nun die Kräutermischung mit etwas Wasser, Zitronensaft der Zitrone und Olivenöl vermengen und über den Salat gießen. Alles gut vermischen, fertig!

Thai Kokosnusssuppe

Zutaten:
2 EL Kokosöl
1 Zwiebel
2 Knoblauchzehen
1 TL frischer Ingwer
2-3 EL roter Curry Thai Paste
2 Tassen gewürfelte Butternuss-Kürbis
4 Tassen Rindfleischbrühe
2 EL Kokosöl
3 EL Fischsoße
5 Champignons
3 Tassen Baby Spinatblätter
200 G Rindfleisch
1 große Limette- entsaftet

Zubereitung:
Kochtopf mit Öl bei mittlerer Hitze vorheizen.
Zwiebel schneiden und anbraten.
Ingwer, Knoblauch, Curry Paste und Butternuss-Kürbis hinzufügen und
durchmischen.
Rinderbrühe, Kokosmilch, Fischsoße und geschnittene Pilze hinzufügen.
10-15 Minuten kochen lassen.
Spinat und Rindfleisch hinzufügen und für 5-10 Minuten kochen.
Limette auspressen und abschmecken.

Lupinenschnitzel Mit Salat

Zeitaufwand: 10 Minuten

Nährwertangaben pro Portion:
Kcal: 295
Protein: 22g
Fett: 20g
Kohlenhydrate: 7g

Zutaten für 2 Portionen:
2 kleine Lupinenschnitzel
1 Salatgurke
2 Teelöffel Kokosöl
Salz, Pfeffer

Zubereitung:
1. Salatgurke schälen und in dünne Scheiben schneiden. Scheiben in ein Gefäß mit Kokosöl geben und vermischen. Mit Salz und Pfeffer würzen.

2. Lupinenschnitzel in der Pfanne mit etwas Kokosöl von jeder Seite braten (ca. 2 Min.).

Thunfisch Vom Grill

Zutaten:
½ Thunfischsteaks
1TL Koriander
1 Zwiebel
1EL Zitronensaft
1TL Olivenöl
Salz und Pfeffer
1cm Ingwer

Zubereitung:
1. Die Thunfischsteaks mit Olivenöl einschmieren und mit Salz und Pfeffer würzen.
2. Anschließend auf den Grill legen und von beiden Seiten grillen.
3. In einer kleinen Schüssel Salatgurke, Zwiebeln, Ingwer, Koriander und Zitronensaft mischen und den Thunfisch mit der fertigen Sauce servieren.

Dinkelvollkorn-Brötchen

Portionen: 8 Brötchen
Zeitaufwand: 25 Minuten + Backzeit
Nährwertangaben: ca. 350 kcal

Zutaten:
600 g Dinkelvollkornmehl
400 ml Wasser mit Kohlensäure
80 g Walnüsse
2 EL Brotgewürzmischung
2 EL Haferflocken
2 EL Leinsamen
1 Beutel Trockenhefe
Kümmel
Salz

Zubereitung:

1. Nüsse klein hacken und alle Zutaten mit Ausnahme des Kümmels und des Salzes in einer Schüssel verkneten. Teig bei Zimmertemperatur für eine halbe Stunde gehen lassen. Backblech mit Backpapier auslegen und auf dem Backpapier Salz und Kümmel verteilen.

2. Nun aus dem Teig 6-8 Brötchen formen und auf das Backblech legen. Im vorgeheizten Backofen alles bei 200°C für 20 Minuten backen.

Schmackhaftes Steak In Rahmsoße

Zutaten:
500 g Putenschnitzel
300 ml Sojacreme
3 Schalotten
2 Knoblauchzehen
4 EL Weißwein
2 EL Olivenöl
2 EL grüner Pfeffer
Salz, Pfeffer

Zubereitung:
Schalotten und Knoblauchzehen schälen und klein schneiden.
Putenschnitzel salzen und pfeffern.
In heißem Öl kurz anbraten.
Anschließend ruhen lassen.
Schalotten und Knoblauch mit dem Weißwein dünsten.
Sojacreme, grünen Pfeffer und Putenschnitzel hinzugeben.
Für zehn Minuten köcheln.

Putenroulade Mit Füllung

Zeitaufwand: 50 Minuten

Nährwertangaben pro Portion:
Kcal: 580
Protein: 49g
Fett: 30g
Kohlenhydrate: 21g

Zutaten für 2 Portionen:
320g Putenschnitzel
100ml Geflügelbrühe
200g Karotten
100g Frischkäse
1 Eigelb
1 Stange Lauch
2 Esslöffel Semmelbrösel
2 Esslöffel Olivenöl
Salz, Pfeffer, Petersilie

Zubereitung:
1. Karotten putzen und würfeln, Lauch waschen und in längliche Stücke schneiden. Frischkäse mit Karottenwürfeln, Eigelb, Petersilie, Semmelbröseln, Salz und Pfeffer mischen.
2. Schnitzel klopfen und mit Salz und Pfeffer bestreuen. Mit der Frischkäsemischung einstreichen und zusammenrollen. Mit einem Zahnstocher fixieren.
3. Öl in der Pfanne erhitzen und Rouladen von allen Seiten einige Minuten braten und dann herausnehmen.

4. Karottenwürfel und Lauch im verbliebenden Rouladenfonds einige Minuten kochen. Brühe zuschütten und aufkochen, Rouladen wieder in die Pfanne geben. 10 Minuten kochen. Die Petersilie zur Garnierung verwenden.

Bratlinge Aus Couscous

Portionen: 4 Portionen
Zeitaufwand: 15 Minuten + Backzeit
Nährwertangaben: ca. 180 kcal pro Bratling

Zutaten:
200 g Couscous
150 g Käse gerieben
2 Eier
1 TL Petersilie gehackt
1 EL Olivenöl
Thymian
Kreuzkümmel
Kurkuma
Paprikapulver edelsüß
Gemüsebrühe
Semmelbrösel
Salz und Pfeffer

Zubereitung:
1. Den Couscous in Gemüsebrühe quellen und ca. 15 Minuten abkühlen lassen. Käse, Eier, Petersilie und Semmelbrösel unterheben. (Wie viele Semmelbrösel Anwendung finden, hängt von den persönlichen Vorlieben im Hinblick auf die Konsistenz ab, es sollte aber eine formbare Masse entstehen.)

2. Kräuter und Gewürze hinzugeben, kleine Bratlinge in der gewünschten Größe formen und in einer Pfanne mit Olivenöl anbraten.

Hausgemachter Milchreis

Zutaten:
200 g körniger Frischkäse
3 EL Wasser
2 TL Flohsamen
Vanillearoma
Stevia bei Bedarf

Zubereitung:
Alle Zutaten miteinander verrühren.
Vor dem Verzehr mindestens 30 Minuten kaltstellen.

Männerbrötchen

Zeitaufwand: 15 Minuten

Nährwertangaben pro Portion:
Kcal: 330
Protein: 19g
Fett: 11g
Kohlenhydrate: 38g

Zutaten für 2 Portionen:
2 Roggenbrötchen
100g Roastbeef, gegart (4 Scheiben)
20g Margarine
2 Ananasscheiben aus der Dose
Salz, Pfeffer, Currypaste

Zubereitung:
1. Margarine und Currypaste auf jede Brötchenhälfte streichen.

2. 2 Scheiben Roastbeef und 1 Scheibe Ananas in das Brötchen legen und zusammenklappen.

Pflaumenrisotto

Zutaten:

5EL
400ml Wasser

Roggenflocken
1 Tasse Vollkornreis
1 Vanilleschote
20 Pflaumen
½ TL Zimt

Zubereitung:
1. Die Pflaumen entkernen und mit dem Vollkornreis, Vanilleschote, Zimt und Wasser in einem Topf mit geschlossenem Deckel etwa 20 Minuten köcheln lassen.
2. Roggenflocken hinzugeben, die Vanilleschote entfernen und weitere 10 Minuten unter ständigem Rühren köcheln lassen.

Weiße Bohnen-Eintopf Mit Hackfleisch

Portionen: 4 Portionen
Zeitaufwand: 35 Minuten + Ruhezeit
Nährwertangaben: ca. 300 kcal pro Portion

Zutaten:
750 ml Hühnerbrühe
500 g Kartoffeln geschnitten
250 g Hackfleisch gemischt
50 g Speck geräuchert
40 g Butter
3 Zwiebeln geschnitten
3 EL Ketchup
1 EL Tomatenmark
Crème fraîche
Chilipulver
Zucker
Salz und Pfeffer

Zubereitung:

1. Räucherspeck und Hackfleisch in Butter anbraten, die Zwiebeln und die Kartoffeln dazu geben und für 10 Minuten dünsten. Hühnerbrühe, weiße Bohnen, Ketchup und Tomatenmark hinzufügen und weitere 20 Minuten köcheln lassen.

2. Crème fraîche und eine Prise Zucker unterrühren, alles mit Gewürzen abschmecken und vor dem Verzehr 60 Minuten ruhen lassen.

Gefüllte Cherry-Tomaten

Kalorien: 54,1 kcal | Eiweiß: 2 Gramm | Fett: 3,8 Gramm | Kohlenhydrate: 2,7 Gramm

Zutaten für eine Person:

3 Cherry-Tomaten | 1 EL Frischkäse | 1 TL Basilikum, fein gehackt | 3 schwarze Oliven, fein gehackt | Salz und Pfeffer nach Bedarf

Zubereitung:

Die Cherry-Tomaten halbieren und aushöhlen. Den Frischkäse mit dem Basilikum und den Oliven vermengen, mit Salz und Pfeffer abschmecken und die Cherry-Tomaten damit befüllen. Dieser kleine Snack lässt sich auch wunderbar zum Picknick mitnehmen.

Sauerkraut-Salat Mit Radiccio

ca. 185 Kalorien
Zubereitungszeit: ca. 8 Minuten

Zutaten:

½ Kopf Radicchio-Salat
250 g Sauerkraut
1 kleiner Apfel
3 Esslöffel Sojajoghurt
¼ Teelöffel Salz
Etwas Pfeffer
1 Spritzer Zitronensaft
2 Esslöffel Haselnussblättchen

Zubereitung:

1. Den Salat waschen und trockenschleudern, in Streifen schneiden. Mit dem Sauerkraut mischen.
2. Den Apfel entkernen und würfeln.
3. Aus Joghurt, Salz, Pfeffer und Zitronensaft ein Dressing herstellen.
4. Den Salat-Sauerkraut-Mix mit dem Dressing mischen und die Apfelwürfel unterheben. Mit Haselnussblättchen bestreut servieren.

Rühreier An Mangold Mit Knusprigem Bacon

520 kcal | 30g Eiweiß | 45g Fett

Zubereitungszeit: 20 Minuten

Portionen: 2

Zutaten:

- 6 mittelgroße Eier
- 2 EL Schlagsahne
- 150 g Bacon
- 50 g Rucola
- 3 Cherrytomaten
- 3 EL Olivenöl
- 1 Prise Meersalz und Pfeffer

Zubereitung:

1. Wir nehmen eine große Schüssel, schlagen die Eier auf und vermengen die Eier mit der Sahne. Nun geben wir eine Prise Salz sowie Pfeffer dazu.

2. Jetzt bringen wir eine Pfanne auf Temperatur und braten den Bacon knusprig an – ohne Fettzugabe.

3. Den Rucola waschen wir einmal ordentlich durch. Auch die Tomaten spülen wir einmal ab und schneiden diese in Hälften.

4. Nun erhitzen wir unser Olivenöl in einer anderen Pfanne und geben die Ei-Sahne-Mischung hinein. Mit dem Pfannenwender wenden wir die stockende Eimasse regelmäßig bis das Rührei die gewünschte Konsistenz und Farbe hat.

5. Rührei in zwei gleichmäßige Portionen aufteilen und zusammen mit dem Rucola und den Tomaten auf Tellern anrichten.

Lachs Gerollt

Rezept für zwei Portionen

Kalorien: 372 / Portion

Zutaten:
- 150 g Räucherlachs
- 100 g Blattspinat, aus Tiefkühltruhe
- 2 Eier
- 30 g Emmentaler
- 15 g Parmesan
- 100 g Kräuter-Frischkäse
- Salz
- Pfeffer

Zubereitung:

Backofen vorheizen bei 200 C (Umluft).

Eier, Käse, Spinat vermengen und dann würzen.

Parmesan auf Backpapier streuen. Masse darauf auslegen und ungefähr 10 Minuten lang backen.

Im Anschluss kurz abkühlen lassen und dann auf die andere Seite legen.

Frischkäse oben drauf streichen und den Lachs darauflegen.

Zu einer Rolle formen und mit Alufolie umwickeln.

Mindestens sechs Stunden im Kühlschrank lassen oder auch über Nacht.

Blattsalat Mit Kräuterdressing

Nährwerte pro Portion

58 kcal - 1 g Eiweiß - 5 g Fett - 2 g Kohlenhydrate
Zutaten für 5 Portionen

Blattsalat
250 g Blattsalat, frisch

Kräuterdressing
3 g Basilikum
3 g Schnittlauch
3 g Petersilie
25 ml Essig
25 ml Olivenöl
50 ml Wasser / Trinkwasser
Jodsalz
Pfeffer, gemahlen

Zubereitung

1. Für den Salat: Salat putzen, waschen, schleudern und portionieren.

2. Für das Kräuterdressing: Aus Essig, Salz, Pfeffer, Olivenöl und gehackten Kräutern ein Dressing machen.

Selleriepüree Mit Spiegelei Und Gebratenen Kirschtomaten

299 kcal

300 g Sellerie, geschält, gewürfelt
40 g Sauerrahm 10 % Fett
2 Eier
100 g Kirschtomaten
1 TL Olivenöl
Oregano
Spritzer Zitronensaft
Salz, Pfeffer

Den Sellerie in Salzwasser mit etwas Zitronensaft garkochen. Aus dem Kochwasser nehmen und mit einem Pürierstab oder Mixer mit dem Sauerrahm und unter Umständen etwas Kochwasser fein pürieren. Mit Salz und Pfeffer abschmecken. Aus den Eiern Spiegeleier braten. Die Kirschtomaten halbieren und mit Olivenöl in einer Pfanne anbraten. Mit Salz, Pfeffer und Oregano würzen. Alles zusammen servieren.

Brombeere Wonne

Zutaten

80 Gramm Spinat
90 Gramm Brombeeren
90 Gramm Guave
200 ml Mandelmilch (ungesüßt)
25 Gramm Erbsen-Protein
2 Gramm Mandeln
Proteine 27g, Fett 6g, Kohlenhydrate 16g, Ballaststoffe 12g, 257 Kcal
Zubereitung

Geben Sie die Nüsse, Samen oder Kerne in den großen Behälter. Schrauben Sie die NutriBullet Extraktor-Klingen an der Oberseite des Behälters an. Drehen Sie den Behältern nun um, verbinden Sie ihn mit der NutriBullet Power Base Basiseinheit und starten Sie den Extraktionsvorgang durch eine Drehung. Extrahieren Sie für 30 Sekunden. Geben Sie den Rest der festen Zutaten in den Behälter und drücken alles unter der MAX Linie zusammen. Füllen Sie dann den Behälter mit der jeweiligen Flüssigkeit auf. Schrauben Sie die NutriBullet™ Extraktor-Klingen an der Oberseite des Behälters an. Drehen Sie den Behältern nun um, verbinden Sie ihn mit der NutriBullet Power Base Basiseinheit und starten Sie den Extraktionsvorgang durch eine Drehung erneut. Extrahieren Sie all das Gute

aus den Zutaten bis alles gleichmäßig flüssig ist (rund 20 Sekunden).

Avocado-Lachs

Zeitaufwand: 35 Minuten

Nährwertangaben pro Portion:
Kcal: 365
Protein: 21g
Fett: 27g
Kohlenhydrate: 9g

Zutaten für 2 Portionen:
150g Lachsfilet
2 Esslöffel Rapsöl
1 gelbe Paprika, gewaschen und gewürfelt
10g Pinienkerne
1 Avocado
½ Zwiebel
2 Esslöffel Weinessig
Salz, Pfeffer, Rosmarin, Senf

Zubereitung:
1. Lachs würzen und mit den Paprikawürfeln einige Minuten von jeder Seite in einer Aluschale grillen.
2. Pinienkerne und kleingeschnittene Zwiebel in einer Pfanne dünsten, mit Gewürzen, Weinessig und etwas Wasser vermischen. Öl vorsichtig unter Hitze unterrühren. Noch 2 Minuten köcheln.

3. Avocado filetieren und das Fruchtfleisch in kleine Spalten schneiden.

Grüne Nudeln Mit Hähnchen

Zutaten:
600g Hähnchenfilet
1TL Gemüsebrühe
Hähnchenbrustfilet
3TL Tomatenmark
2 Zucchini
200g Ziegenkäse
5 Tomaten
Salz und Pfeffer
2EL Olivenöl

Zubereitung:
1. Das Hähnchenfilet waschen, in kleine Stücke schneiden, in eine
Pfanne geben und mit Olivenöl und einem Esslöffel Wasser anbraten.
2. Zucchini waschen und schälen und mit einem Sparschäler in kleine Spaghetti
schälen.
3. Hähnchen aus der Pfanne holen, Saft in der Pfanne lassen, die Spaghetti
in die Pfanne geben und mit etwas Gemüsebrühe und Wasser anbraten.

4. Tomaten in kleine Würfel schneiden, mit Tomatenmark in die Pfanne geben, den Ziegenkäse und das Hähnchenfilet in die Pfanne geben und mit Salz und Pfeffer würzen.

Quark-Fladen

Portionen: 2 Portionen
Zeitaufwand: 15 Minuten + Ruhezeit
Nährwertangaben: ca. 70 kcal pro Stück

Zutaten:
4 Eier
200 g Quark Magerstufe
1 Prise Salz

Zubereitung:
1.   Eiweiß und Eigelb trennen, Eiweiß streif schlagen und Eigelb mit ausgepresstem Quark verrühren. Eischnee und Quarkmasse miteinander vermengen. Ofen auf 130°C vorheizen, ein Backblech mit Backpapier auslegen und den Teig portionsweise auf dem Backpapier verteilen. Ein Fladen entspricht dabei der Menge eines Esslöffels Teig.

2.   Fladen für 60 Minuten backen und anschließend auskühlen lassen.

Kleiner Tipp: Wer die Fladen über Nacht auskühlen lässt, hat am Morgen das ideale Low Carb Frühstück!

Knuspriges Mandelbrötchen

ca. 190 Kalorien
Zubereitungszeit: ca. 3 Minuten

Zutaten:

1 kleines Brötchen (weiß, ohne Körner)
10 g Mandelmus
2 Teelöffel Mandelblättchen

Zubereitung:

Das Brötchen aufschneiden, mit dem Mandelmus dünn bestreichen und mit den Mandelblättchen garnieren.

Scharfes Chili – Vegetarische Art

Rezept für vier Portionen

Kalorien: 327 / Portion

Zutaten:
- 400 g Naturtofu
- 400 g Pizzatomaten
- 1 Dose Kidneybohnen (250 g Abtropfgewicht)
- 150 g Mais
- 1 Paprikaschote, gelb
- 1 Zwiebel
- 1 Chilischote, rot
- 200 ml Gemüsebrühe
- 3 Knoblauchzehen
- 3 EL Tomatenmark
- Oregano, Paprika edelsüß, Chili
- Sonnenblumenöl

Zubereitung:
1. Paprika und Tofu in Würfel schneiden. Zwiebel fein zerhacken.
2. Öl in einer großen Pfanne vorsichtig erwärmen und darin den Tofu anbraten.
3. Paprika und Zwiebel dazugeben, alles würzen und zusammen anbraten.
4. Knoblauchzehen pressen und der Gemüsepfanne hinzugeben.

5. Chilischote fein zerhacken und mit Tomatenmark, Pizzatomaten, Oregano und Gemüsebrühe dazugeben.

6. Deckel auf die Pfanne legen und bei schwacher Hitze für ungefähr 10 Minuten garen.

7. Kidneybohnen und Mais in der Pfanne dünsten.

8. Alles gut umrühren und für ca. 5 Minuten köcheln lassen.

Gurkensalat

Nährwerte pro Portion

74 kcal - 2 g Eiweiß - 5 g Fett - 5 g Kohlenhydrate
Zutaten für 5 Portionen

750 g Salatgurke, frisch
25 ml Kräuteressig
10 ml Rapsöl
Jodsalz
Pfeffer, gemahlen
3 g Zucker
3 g Dill

Zubereitung

1. Gurken in Scheiben schneiden und salzen, abtropfen lassen.

2. Alle anderen Zutaten zu den Gurkenscheiben geben, mischen.

3. Mit Dill garniert servieren.

Putenbrustschnitzel Mit Pfannengemüse

307 kcal

125 g Putenbrustschnitzel
1 TL Olivenöl
250 g Gemüsewürfel (Erbsen, Karotten, Broccoli, Sellerie) oder TK Gemüsemischung
100 ml Gemüsebrühe
1 EL Frischkäse light (z.B. Philadelphia Balance)
1 TL Schnittlauch, gehackt
Salz, Pfeffer

Die Putenbrustschnitzel mit wenig Olivenöl einpinseln und mit Salz und Pfeffer würzen. Das Gemüse in dem restlichen Olivenöl anbraten und mit Salz und Pfeffer würzen. Mit der Gemüsebrühe ablöschen und mit Deckel 10 Minuten dünsten lassen. Mit dem Frischkäse und dem Schnittlauch vermengen.
Die Putenbrustschnitzel in einer beschichteten Pfanne oder einer Grillpfanne kurz von beiden Seiten braten.

Hähnchen-Wrap

Portionen: 2
Schwierigkeit: leicht
Vorbereitung: 20 Minuten
Zubereitung: 20 Minuten
Kalorien: 292/ Person

Zutaten:
2 Wraps
80 g Blattsalat
200 g Hähnchenbrustfilet
1 rote Paprika
1-2 Tomaten
1 Gurke
40 g Joghurt
Pfeffer, Paprikagewürz, Chili und Salz

Zubereitung:

Hähnchenbrust 15 Minutenbei geschlossenem Deckel im Salzwasser kochen.
Zwischenzeitlich die Salatblätter grob zerreißen.
Paprika, Tomaten und Salatgurke klein schneiden.
Hähnchenbrust abtropfen lassen, kurz mit kaltem Wasser abschrecken und nach Abkühlen und in feine Streifen schneiden.
Die Hähnchenstreifen mit der Salatgurke, den Tomaten und der Paprika in eine Schüssel geben, würzen und mit dem Joghurt verrühren. Wrap aufwärmen.

Blattsalate über dem auf dem Teller ausgebreiteten Wrap verteilen und die Mischung aus Hähnchen und Gemüse aufstreichen.

Spinat Trinksalat

Zutaten

40 Gramm Spinat
40 Gramm Brokkoli Röschen
90 Gramm Himbeeren
120 Gramm geschnittene Tomaten
200 ml Mandelmilch (ungesüßt)
22 Gramm Soja-Protein
11 Gramm Chia-Samen
Proteine 27g, Fett 7g, Kohlenhydrate 12g, Ballaststoffe 14g, 255 Kcal

Zubereitung

Geben Sie die Nüsse, Samen oder Kerne in den großen Behälter. Schrauben Sie die NutriBullet Extraktor-Klingen an der Oberseite des Behälters an. Drehen Sie den Behältern nun um, verbinden Sie ihn mit der NutriBullet Power Base Basiseinheit und starten Sie den Extraktionsvorgang durch eine Drehung. Extrahieren Sie für 30 Sekunden. Geben Sie den Rest der festen Zutaten in den Behälter und drücken alles unter der MAX Linie zusammen. Füllen Sie dann den Behälter mit der jeweiligen Flüssigkeit auf. Schrauben Sie die NutriBullet™ Extraktor-Klingen an der Oberseite des Behälters an. Drehen Sie den Behältern nun um, verbinden Sie ihn mit der NutriBullet Power Base Basiseinheit und starten Sie den Extraktionsvorgang durch eine Drehung erneut. Extrahieren Sie all das Gute

aus den Zutaten bis alles gleichmäßig flüssig ist (rund 20 Sekunden).

Gegrillte Knobi-Dorade

Zeitaufwand: 30 Minuten

Nährwertangaben pro Portion:
Kcal: 440
Protein: 66g
Fett: 18g
Kohlenhydrate: 3g

Zutaten für 2 Portionen:
600g Dorade, küchenfertig
2 Esslöffel Olivenöl
1 Zitrone
½ Stange Lauch
4 Knoblauchzehen
Salz, Pfeffer, Thymian, Rosmarin

Zubereitung:
1. Dorade waschen, trockentupfen und nach Belieben mit Salz, Pfeffer, Thymian und Rosmarin würzen.
2. Lauch waschen und in kleine Bänder schneiden und in Salzwasser ca. 1 Minute blanchieren.
3. Zitrone in feine Scheiben zerkleinern und damit Dorade füllen. Gefüllte und gewürzte Dorade mit den Lauchbändern „verschließen", mit Olivenöl benetzen und 20 Minuten grillen.

4. Knoblauchzehen in jeweils 3 Stücke schneiden und 10 Minuten mitgrillen.

Leichte Bratkartoffeln

Zutaten:

100g
400g Kartoffeln

Kochschinken
1EL Olivenöl
Kümmel
1 Zwiebel
Salz und Pfeffer

Zubereitung:
1. Die Kartoffeln in einem Topf gar kochen, abkühlen lassen und in dünne Scheiben **schneiden.**
2. Den Kochschinken in Stücke schneiden, die Zwiebel schälen und klein hacken.
3. In einer Pfanne Öl erhitzen, Kochschinken, Zwiebeln und Kartoffeln in die Pfanne geben, anbraten und alles mit Gewürzen abschmecken.

Honigmelonen-Basilikum-Wasser

Zutaten:
1,5 l Wasser
100 g Honigmelone geschnitten
1 Handvoll Basilikum
Eiswürfel

Zubereitung:
1. 1,5 l Wasser in eine Flasche geben, die Honigmelone in der Mitte zerteilen und Stücke aus ihr herausschneiden, um sie mit in die Flasche zu geben.

2. Eine Handvoll Basilikum kurz zwischen den Fingern andrücken und dann ebenfalls in die Flasche geben. Getränk unbedingt vorher kühl lagern und zu einem späteren Zeitpunkt mit Eiswürfeln servieren.

Brokkoli-Omelette

Kalorien: 170,5 kcal | Eiweiß: 13,3 Gramm | Fett: 11,3 Gramm | Kohlenhydrate: 3,9 Gramm
Zutaten für eine Person:
80 Gramm Brokkoli | 2 Eier | 2 EL Milch mit 0,3 % Fett | 1 Frühlingszwiebel | Salz und Pfeffer nach Bedarf
Zubereitung:
Den Brokkoli in sehr kleine Rosen teilen und in einer beschichteten Pfanne ohne Fett leicht anrösten. Die

Eier mit der Milch verquirlen und nach Bedarf salzen und pfeffern. Gehen Sie an den Fasttagen jedoch sehr sparsam mit Salz um und verwenden Sie wenn, hochwertiges Meersalz oder Steinsalz. Die Eier über den Brokkoli gießen und die Pfanne auf die mittlere Schiene des Backofens stellen. Bei 200 °Celsius, das Omelette bei Ober,- und Unterhitze für 8 Minuten backen. Aus dem Ofen nehmen und mit der fein gehackten Frühlingszwiebel bestreuen.

Nudel-Topf Mit Blumenkohl Und Grünen Bohnen

ca. 195 Kalorien
Zubereitungszeit: ca. 13 Minuten

Zutaten:

1 Möhre
100 g Blumenkohl (TK)
100 g grüne Bohnen (TK)
1 Frühlingszwiebel
300 ml Gemüsebrühe
2 Esslöffel Suppennudeln
1 Esslöffel Petersilie

Zubereitung:

1. Die Möhre würfeln, den Blumenkohl und die Bohnen in mundgerechte Stücke zerteilen, die Frühlingszwiebel in Ringe schneiden.
2. Möhre, Blumenkohl und Bohnen sowie den Nudeln ca. 10 Minuten in der Brühe garen.
3. Am Ende der Garzeit die Frühlingszwiebel hinzu geben und mit Petersilie bestreut servieren.

Lachssteak Mit Frischem Grünen Spargel

360 kcal |20g Eiweiß | 30g Fett
Zubereitungszeit: 20 Minuten

Portionen: 1

Zutaten:

- 250 g Lachssteak
- 8 Stangen grüner Spargel
- 3 EL Olivenöl
- 1 halbe Zitrone
- 1 Prise Meersalz und Pfeffer

Zubereitung:

1. Wir bestreichen eine Pfanne mit dem Olivenöl und bringen das Olivenöl auf Temperatur. Dann geben wir das Lachssteak hinein.

2. Die Zitrone zerteilen wir in einzelne kleine Schiiffchen.

3. Dann schälen wir die Spargelstangen und entfernen die Enden. Jetzt geben wir den Spargel zu dem Lachssteak in die Pfanne.

4. Jetzt wenden wir das Lachssteak und braten es auch noch einmal scharf von der anderen Seite an. Das Lachssteak ist fertig, wenn beidseitig Röststreifen erkennbar sind. Zum Würzen nehmen wir nun noch das Meersalz und den Pfeffer.

5. Nun richten wir den Spargel und das Lachssteak auf einem Teller an und geben die Zitronenschiffchen dazu.

Italienische Minestrone Mit Weißen Bohnen

Kalorien: 298 / Portion

Zutaten:
- 300 g verschiedene Gemüse, gewürfelt
- (z.B. Brokkoli, Zucchini, Karotten, Kohlrabi, Lauch usw.)
- 50 g Kartoffeln, geschält, gewürfelt
- 1 Knoblauchzehe, zerdrückt
- 1 TL Olivenöl
- 1 EL Tomatenmark
- 200 ml Gemüsebrühe
- 1 Lorbeerblatt
- 60 g weiße Bohnen (Konserve)
- 1 Scheibe Schwarzwälder Schinken
- 1 TL Parmesankäse
- Salz, Pfeffer

Zubereitung:
1. Das Gemüse mit den Kartoffelwürfeln in dem Olivenöl anschwitzen.
2. Knoblauch und Tomatenmark dazugeben und mit der Gemüsebrühe auffüllen. Zusammen mit dem Lorbeerblatt etwa 20 Minuten köcheln lassen und mit Salz und Pfeffer abschmecken.
3. Zum Schluss die Bohnen darunterheben.
4. Den Schinken fein würfeln und ebenfalls dazugeben.

5. Mit dem Parmesankäse überstreuen und servieren.

Maronensuppe Mit Speckwürfeln

Nährwerte pro Portion

185 kcal - 4 g Eiweiß - 6 g Fett - 26 g Kohlenhydrate
Zutaten für 5 Portionen

Maronensuppe
50 g Zwiebeln, geschält
40 ml Milch (1,5 % Fett)
10 ml Rapsöl
250 g Esskastanien (Marone), vorgegart, geschält
650 ml Gemüsebrühe
Jodsalz
Pfeffer, gemahlen
Zimtpulver

Speckwürfel
5 g Petersilie
20 g Schinkenspeck
40 g Weizentoastbrot

Zubereitung

1. Zwiebeln würfeln. Öl in einem Topf erhitzen und die Zwiebelwürfel darin anschwitzen. Die vorgekochten Esskastanien dazugeben und kurz anbraten. Gießen Sie die Gemüsebrühe hinein und kochen Sie die Kastanien weich. Die Milch in die Suppe geben und mit dem Stabmixer pürieren. Mit Salz, Pfeffer und einer Prise Zimt würzen.

2. Toastbrot entrinden und in kleine Würfel schneiden. Den Speck ebenfalls in feine Würfel schneiden und zusammen mit den Toastbrotwürfeln knusprig in einer Pfanne anbraten, abkühlen lassen.

3. Mit Croutons, Speck und gehackter Petersilie bestreut servieren.

Vietnamesischer Nudelsalat Mit Garnelen

303 kcal

50 g dünne Reisnudeln
¼ Salatgurke
1 mittlere Karotte
2 Frühlingszwiebel
20 g Sojasprossen
20 g Blattsalat
einige Minz- und Korianderblätter
80 g Partygarnelen (gegart)

Für die Sauce:
2 EL Reiseessig
1 TL Fischsauce (Fertigprodukt aus dem Thai Laden)
25 ml Wasser
1 TL Zitronensaft
1 Knoblauchzehe, zerdrückt
2 Chilischoten, gehackt
Stevia Süßstoff

Die Reisnudeln nach Packungsvorschrift garen und abgetropft abkühlen lassen. Die Salatgurke und die Karotte in Streifen schneiden. Die Frühlingzwiebeln klein schneiden. Mit Sojasprossen, Blattsalat und Kräuter vermischen.

Die Zutaten für die Salatsauce verrühren und mit dem Salat und den Partygarnelen vermischen.

Mediterrane Kabeljau-Pfanne

Portionen: 4
Schwierigkeit: leicht
Vorbereitung: 20 Minuten
Zubereitung: 20 Minuten
Kalorien: 409/ Person
Zutaten:
1000 g Kabeljau
4 Tomaten
250 ml Passata
200 g schwarze Oliven, entkernt
2 Schalotten
3 Knoblauchzehen und 1 Zitrone
3 Zweige Rosmarin
2 EL Sonnenblumenöl
Muskat, Salz und Pfeffer

Zubereitung:

Den Kabeljau in gleichgroße Stücke schneiden. Tomaten in Würfel schneiden, Knoblauchzehen in dünne Scheiben schneiden.
Von der Zitrone ein wenig Schale mit der Reibe abreiben, Zitrone halbiere und die eine Hälfte auspressen, die andere Hälfte in dünne Scheiben schneiden.

Schalotten fein würfeln. Sonnenblumenöl in der Pfanne erwärmen und den Kabeljau mit den Schalotten anbraten, Knoblauch und Tomaten dazugeben und gut anbraten.

Passata mit den Rosmarinzweigen und den Zitronenscheiben hinzugeben und etwa 10 -15 Minuten zugedeckt köcheln lassen. Oliven, der Abrieb der Zitronenschalen und der Zitronensaft in die Pfanne geben und gut durchrühren.

Kabeljaupfanne mit frisch geriebener Muskatnuss, Salz und Pfeffer nach Belieben würzen.

Rucola Gesang

Zutaten

40 Gramm Spinat
40 Gramm Rucola/Arugura Salat
90 Gramm Guave
90 Gramm geschnittene Rote Paprika
200 ml Mandelmilch (ungesüßt)
22 Gramm Soja-Protein
8 Gramm Chia-Samen
Proteine 27g, Fett 6g, Kohlenhydrate 15g, Ballaststoffe 12g, 254 Kcal
Zubereitung
Geben Sie die Nüsse, Samen oder Kerne in den großen Behälter. Schrauben Sie die NutriBullet Extraktor-Klingen an der Oberseite des Behälters an. Drehen Sie den Behältern nun um, verbinden Sie ihn mit der NutriBullet Power Base Basiseinheit und starten Sie den Extraktionsvorgang durch eine Drehung. Extrahieren Sie für 30 Sekunden. Geben Sie den Rest der festen Zutaten in den Behälter und drücken alles unter der MAX Linie zusammen. Füllen Sie dann den Behälter mit der jeweiligen Flüssigkeit auf. Schrauben Sie die NutriBullet™ Extraktor-Klingen an der Oberseite des Behälters an. Drehen Sie den Behältern nun um, verbinden Sie ihn mit der NutriBullet Power Base Basiseinheit und starten Sie den Extraktionsvorgang durch eine Drehung erneut. Extrahieren Sie all das Gute

aus den Zutaten bis alles gleichmäßig flüssig ist (rund 20 Sekunden).

Funghi-Spätzle

Zeitaufwand: 35 Minuten

Nährwertangaben pro Portion:
Kcal: 590
Protein: 25g
Fett: 21g
Kohlenhydrate: 75g

Zutaten für 2 Portionen:
100g Käse nach Geschmack (z. B. Bergkäse)
200g Champignons, aus der Dose, in Scheiben
200g Spätzle-Nudeln
2 Esslöffel Olivenöl
1 Zwiebel
Salz, Pfeffer, Basilikum (zur Garnitur)

Zubereitung:
1. Pilze mit Olivenöl anbraten. Zwiebel schälen und hacken und zu den Pilzen geben, mit Pfeffer und Salz würzen. Bratzeit: ca. 5 Minuten.

2. Spätzle nach Anleitung kochen, abtropfen und zu den Pilzen geben. Den kleingezupften Käse dazugeben. Alles noch 5 Minuten zugedeckt ziehen lassen.

Grünkohl Chips

Zutaten:

100g
Grünkohl

Salz
2EL Olivenöl

Zubereitung:
1. Den Backofen auf 150 Grad vorheizen und den Grünkohl waschen und abtropfen lassen.
2. Die einzelnen Blätter vom Grünkohl abziehen, auf ein Backblech geben, zwei
Esslöffel Olivenöl darüber
geben und mit Salz bestreuen.
3. Die Grünkohlchips etwa 25-
30 Minuten im Ofen lassen und dabei mit Hilfe
eines Kochlöffels einen Spalt lassen, damit die Feuchtig
keit aus dem Backofen entweichen kann.

Pikanter Joghurt Mit Chiasamen

Kalorien: 72,2 kcal | Eiweiß: 5,3 Gramm | Fett: 2,7 Gramm | Kohlenhydrate: 6,3 Gramm

Zutaten für eine Person:

100 Gramm Joghurt | 1 Messerspitze Ingwer, frisch gerieben | 1 EL Chiasamen | Salz und Pfeffer nach Bedarf | 1 Frühlingszwiebel, fein gehackt

Zubereitung:

Den Joghurt mit dem Ingwer und den Chiasamen verrühren und dezent mit Salz und Pfeffer abschmecken. Mit den Frühlingszwiebeln bestreuen und vor dem Genießen für mindestens eine Stunde im Kühlschrank ziehen lassen.

Buntes Pfannengemüse

ca. 125 Kalorien
Zubereitungszeit: ca. 11 Minuten

Zutaten:

150 g Blumenkohl
5 Esslöffel Mais (aus der Dose)
1 rote Paprikaschote
1 kleine Zwiebel
1 Teelöffel Öl
etwas Chilipulver
¼ Teelöffel Salz

Zubereitung:

1. Die Paprikaschote und die Zwiebel in dünne Streifen schneiden. Den Blumenkohl mundgerecht zerteilen.
2. Das Öl in der Pfanne erhitzen. Zuerst Zwiebel und Blumenkohl kräftig anbraten, dann die Paprika zufügen und mitbraten.
3. Den Mais abtropfen lassen und zugeben.
4. Mit Salz und Chilipulver abschmecken und ca. 6 Minuten weiterdünsten.

Feiner Tomatensalat Mit Basilikum Und Kräutern

70 kcal | 2g Eiweiß | 0g Fett

Zubereitungszeit: 5 Minuten

Portionen: 1

Zutaten:

- 250 g Tomaten
- **Petersilie**
- **Basilikum**
- 1 EL Balsamico Essig
- 1 Prise Meersalz und Pfeffer

Zubereitung:

1. Wir vierteln die Tomaten und entfernen die Stielansätze. Dann pflücken wir das Basilikum und die Petersilie von den Stielen und hacken beides klein.

2. Die Tomatenviertel legen wir auf einen Teller und würzen sie großzügig mit Salz und Pfeffer. Dann träufeln wir den Balsamico über die Tomaten und streuen das Basilikum und die Petersilie über die Tomaten.

Nizza Salat Mit Gegrilltem Thunfisch

Kalorien: 320 / Portion

Zutaten:
- 50 g Eisbergsalat oder Lattich Salat (Römischer Salat)
- 1 Ei, hartgekocht
- 50 g Zuckerschoten oder Keniabohnen
- ½ rote Paprikaschote, gewürfelt
- ¼ Salatgurke, gewürfelt
- 1 Tomate, gewürfelt
- 100 g frischer Thunfisch
- 1 TL Olivenöl
- 2 EL Caesar Salatdressing light (Fertigprodukt)
- Salz, Pfeffer

Zubereitung:
1. Den Salat in grobe Stücke schneiden.
2. Das Ei vierteln.
3. Die Zuckerschoten in gesalzenem Wasser 20 Sekunden abkochen, in ein Sieb geben und kalt abschrecken.
4. Das Thunfischfilet mit Olivenöl einpinseln, mit Salz und Pfeffer würzen und in einer Grillpfanne kurz von jeder Seite grillen bzw. anbraten.
5. Der Fisch darf innen noch etwas roh sein.

6. Alles zusammen, inklusive des restlichen gewürfelten Gemüses auf einem Teller anrichten und mit dem Dressing beträufeln.

Spaghetti Mit Chili-Kürbis-Garnelen & Kürbiskernen

Nährwerte pro Portion

27 g Eiweiß - 7 g Fett - 68 g Kohlenhydrate
Zutaten für 5 Portionen

Chili-Kürbis-Garnelen
300 g Garnelen
10 g Maisvollkornmehl
250 ml Milch (1,5 % Fett)
100 g Zwiebeln, geschält
750 g Hokkaido-Kürbis, frisch
10 g Olivenöl
Jodsalz
5 g Chilipulver

Spaghetti
10 g italienische Kräuter
450 g Spaghetti (Hartweizengrieß)
20 g Kürbiskerne

Zubereitung

1. Schneiden Sie die Zwiebeln in Würfel und den Kürbis in Streifen. Garnelen halbieren.

2. Die halbierten Garnelen in Olivenöl anschwitzen, mit Salz und Chili würzen und aus der Pfanne nehmen.

3. Die Zwiebelwürfel im Bratensatz mit den Kürbisstreifen anschwitzen, mit dem Maismehl bestäuben und Milch dazugeben, bissfest kochen und würzen.

4. Die Spaghetti in reichlich Salzwasser kochen. Zuletzt die Spaghetti mit den Garnelen unter das Kürbisragout mischen und zum Kochen bringen. Mit Kürbiskernen und Kräutern garnieren.

Thai-Omelette

306 kcal

200 g ungewürztes Wok- oder Thai-Gemüse TK (z.B. von der Firma Frosta)
1 TL Olivenöl
2 große Eier
¼ TL Curry, scharf
3-4 Zweige Koriander mit Stängel
Salz, Sojasauce

Das Gemüse in einer beschichteten Pfanne in dem Olivenöl anbraten mit Salz und Curry würzen und nach Packungsvorschrift ohne weitere Flüssigkeitszugabe fertig garen. Die Eier mit etwas Salz aufschlagen. Den Koriander dazugeben. Die verquirlten Eier darüber gießen. Den Herd abschalten und die Pfanne mit einem

Deckel verschließen. Das Ganze auf dem noch warmen Kochfeld 7 Minuten stocken lassen.

Tipp! Beim Servieren mit etwas Sojasauce beträufeln.

Schellfischfrikadellen

Portionen: 4
Schwierigkeit: leicht
Zubereitung: 30 Minuten
Kalorien: 167/ Person

Zutaten:
500 g Schellfischfilet
5 EL Semmelbrösel
2 Eigelb
2 EL Meerrettich
2-3 Knoblauchzehen
1 Zitrone
Dill
Koriander
Petersilie
2 EL Sonnenblumenöl
Salz und Pfeffer

Zubereitung:

Fisch fein hacken.

Die Petersilie mit dem Koriander fein hacken,
Dillspitzen hacken und den Knoblauch pressen.
Etwas Schale der Zitrone abreiben und die Zitrone gut
auspressen.
Semmelbrösel mit dem Meerrettich, den Eigelb und
den Kräutern gut vermischen.
Den Zitronensaft, den Schellfisch und den gepressten
Knoblauch mit der Mischung vermengen und würzen.
Aus der Masse 8 gleichmäßige Fischfrikadelle formen.
Sonnenblumenöl in einer Pfanne erhitzen und die
Frikadellen für etwa 4 Minuten auf mittlerer Stufe von
beiden Seite goldbraun braten.

Granatapfel Und Karrte Fiesta

Zutaten

40 Gramm Rucola/Arugura Salat
40 Gramm Kohlblätter gezupft
90 Gramm Granatapfelsamen
90 Gramm geschnittene Karotten
200 ml Mandelmilch (ungesüßt)
22 Gramm Soja-Protein
2 Gramm Walnüsse
Proteine 25g, Fett 5g, Kohlenhydrate 22g, Ballaststoffe 9g, 255 Kcal
Zubereitung
Geben Sie die Nüsse, Samen oder Kerne in den großen Behälter. Schrauben Sie die NutriBullet Extraktor-

Klingen an der Oberseite des Behälters an. Drehen Sie den Behältern nun um, verbinden Sie ihn mit der NutriBullet Power Base Basiseinheit und starten Sie den Extraktionsvorgang durch eine Drehung. Extrahieren Sie für 30 Sekunden. Geben Sie den Rest der festen Zutaten in den Behälter und drücken alles unter der MAX Linie zusammen. Füllen Sie dann den Behälter mit der jeweiligen Flüssigkeit auf. Schrauben Sie die NutriBullet™ Extraktor-Klingen an der Oberseite des Behälters an. Drehen Sie den Behältern nun um, verbinden Sie ihn mit der NutriBullet Power Base Basiseinheit und starten Sie den Extraktionsvorgang durch eine Drehung erneut. Extrahieren Sie all das Gute aus den Zutaten bis alles gleichmäßig flüssig ist (rund 20 Sekunden).

I Love Pasta

Zeitaufwand: 15 Minuten

Nährwertangaben pro Portion:
Kcal: 325
Protein: 12g
Fett: 5g
Kohlenhydrate: 59g

Zutaten für 2 Portionen:
250g vegane Nudeln
500ml Gemüsebrühe
200g Tomaten
1 Zwiebel, geschält
1 Esslöffel Olivenöl
1 Knoblauchzehe, geschält
Salz, Pfeffer, Chilipulver, Oregano, Knoblauchpulver

Zubereitung:
1. Tomaten, Knoblauch, Zwiebel hacken und mit den Nudeln in eine Topf füllen.
2. Mit Gemüsebrühe und Olivenöl auffüllen und einige Minuten bis zur gewünschten Bissfestigkeit kochen.
3. Mit den Gewürzen abschmecken.

Ananassmoothie

Zutaten:
50g Sojajoghurt
½ reife Ananas
1 Bund
1 Banane
Minzblätter

Zubereitung:
1. Die Ananas mit dem Messer schälen, von dem harten Inneteil entfernen und in Stücke schneiden.
2. Banane schälen und in Stücke schneiden.
3. Pfefferminzblätter waschen und vom Stiel entfernen.
4. Alle Zutaten vermengen und im Mixer etwa 1 Minute lang pürieren.

Asiatischer Rindfleischsalat

Kalorien: 152,1 kcal | Eiweiß: 23 Gramm | Fett: 4,4 Gramm | Kohlenhydrate: 4,1 Gramm

Zutaten für eine Person:

100 Gramm Rinderfilet | 1 EL Koriander, grob gehackt | 1 Knoblauchzehe | 1 Chilischote, rot | 2 Frühlingszwiebeln | 15 Gramm Sojasprossen | Sojasoße, hell | 1/2 TL Austernsoße, dickflüssig | 1 Messerspitze Ingwer, frisch gerieben | 1/2 TL | 2 EL Wasser | 1 EL Reisessig

Zubereitung:

Das Filet in einer Grillpfanne ohne Fett pro Seite für je 3 Minuten braten, aus der Pfanne nehmen, auskühlen lassen und in Streifen schneiden. Knoblauch und Chili fein hacken und mit dem Koriander vermengen und mit dem Fleisch vermischen. Die Frühlingszwiebel klein hacken und zusammen mit den Sojasprossen ebenfalls mit dem Fleisch vermengen. Aus Ingwer, Sojasoße, Austernsoße, Wasser und Reisessig ein Dressing rühren, den Salat damit marinieren und am besten für 10 Minuten durchziehen lassen. Dieser Salat ist der Hit auf jedem Picknick.

Grießbrei

ca. 120 Kalorien
Zubereitungszeit: ca. 8 Minuten

Zutaten:

250 ml Haferdrink
3 Esslöffel Weichweizengrieß
½ Teelöffel Bourbon-Vanillezucker
2 Teelöffel Xylit oder Süßstoff
Etwas Zimt (nach Belieben)

Zubereitung:

1. Den Haferdrink aufkochen lassen, den Grieß einrühren. Auf der ausgeschalteten Platte unter Rühren ca. 5 Minuten ausquellen lassen.

2. Mit Vanillezucker. Xylit oder Süßstoff (z.B. Stevia) sowie Zimt nach Belieben abschmecken und warm oder kalt servieren.

Rucola Mit Orangenfilets, Mangold Und Rote Beete

300 kcal | 5g Eiweiß | 20g Fett

Zubereitungszeit: 10 Minuten

Portionen: 1

Zutaten:

- 250 g Rote Bete (aus dem Glas)
- 150 g Rucola
- 60 g Mangold
- 1 Orange
- 2 EL Olivenöl
- 1 Prise Meersalz und Pfeffer

Zubereitung:

1. Wir entfernen die langen Stiele vom Rucola und geben den Rucola dann zusammen mit den Mangoldblättern in eine Salatschleuder.

2. Nun filetieren wir die Orange und schneiden sie in Stücke.

3. Die Rote Beete nehmen wir aus dem Glas und lassen sie in einem Sieb abtropfen. Nun schneiden wir die Rote Beete in dünne Scheiben.

4. Wir geben die Rote Beete und die Orangenstücke mit in die Salatschleuder und

schleudern alles ordentlich durch. Jetzt würzen wir noch mit Salz und Pfeffer, mischen den Salat noch einmal durch und richten ihn dann auf einem Teller an. Zum Schluss träufeln wir noch ein wenig Olivenöl über den Salat.

Gemüse-Bohnencurry Mit Krevetten

Kalorien: 284 / Portion

Zutaten:
- 250 g frisches Gemüse nach Wahl (alternativ: TK-Wok Gemüse)
- 1 Tomate, gewürfelt
- 1 Schalotte, gewürfelt
- 1 Knoblauchzehe, gehackt
- 1 TL Kokosöl (Ersatz: Rapsöl)
- 1 TL Currypulver
- ¼ TL Kreuzkümmel, ganz
- 100 ml Hühnerbrühe
- 50 g weiße-, rote Bohnen oder Kichererbsen (Konserve)
- 80 g Krevetten, roh
- 1 TL Tamarindenpaste, gebrauchsfertig (optional), Ersatz: Zitronensaft
- 1 EL Joghurt 3,5 % Fett
- Salz, Pfeffer

Zubereitung:
1. Das Gemüse in gleichmäßig große Stücke schneiden.
2. In einer beschichteten Pfanne das Kokosöl erhitzen und die Schalotten Würfel mit dem Knoblauch und dem Gemüse anschwitzen.
3. Die Tomatenwürfel dazugeben.

4. Mit dem Currypulver bestäuben. Kreuzkümmel dazugeben und mit der Brühe ablöschen. Die Pfanne mit einem Deckel verschließen und das ganze so lange dünsten lassen, bis das Gemüse gar ist. Bei Bedarf nochmal etwas Wasser nachgießen.

5. Die Krevetten mit Salz und Pfeffer würzen und in das heiße Curry legen. Mit den Bohnen bestreuen und mit Deckel alles nochmals 5 Minuten dünsten lassen.

6. Mit Tamarindenpaste, Salz und Pfeffer abschmecken.

7. Zum Schluss den Joghurt darunter rühren und nicht mehr kochen lassen.

Hähnchenstreifen In Rucolasoße, Tomatentagliatelle

Nährwerte pro Portion

444 kcal - 25 g Eiweiß - 13 g Fett - 55 g Kohlenhydrate
Zutaten für 5 Portionen

Hähnchenstreifen in Rucolasoße
75 g Saure Sahne (10 % Fett)
50 g Zwiebeln, geschält
75 ml Milch (1,5 % Fett)
575 g Hähnchenbrustfilet, aufgetaut
10 ml Rapsöl
Jodsalz
Pfeffer, gemahlen
250 ml Gemüsebrühe
15 ml Zitronensaft
Jodsalz
Pfeffer, gemahlen
10 g Maisstärke
100 g Rucola, frisch

Tomaten-Tagliatelle

250 g Tomatenwürfel
5 g Knoblauch
450 g Bandnudeln, Rohware
10 ml Rapsöl
50 g Frühlings-/Lauchzwiebeln, frisch

10 ml Rapsöl
Jodsalz
Pfeffer, gemahlen
Basilikum, getrocknet
5 g Zucker

Zubereitung

1. Das Hähnchenbrustfilet in Streifen schneiden und die Zwiebel in Würfel schneiden. Das Öl in einer Pfanne erhitzen und die Zwiebelwürfel anbraten. Fügen Sie die Hühnchenstreifen hinzu und braten Sie sie, würzen Sie mit Salz und Pfeffer.

2. Das gekochte Fleisch beiseite stellen und die Pfanne mit Gemüsebrühe ablöschen. Milch, Sahne und Zitronensaft dazugeben und mit Salz und Pfeffer würzen. Mischen Sie die Stärke mit ein wenig kaltem Wasser und binden Sie die Sauce damit.

3. Das Fleisch in die Sauce geben und erhitzen. Rucola grob schneiden und kurz vor dem Servieren unter die Sauce heben.

4. Die Bandnudeln in Salzwasser kochen, abtropfen lassen und mit dem Öl mischen.

5. Frühlingszwiebeln in Ringe schneiden, den Knoblauch sehr fein hacken. Öl in einer Pfanne erhitzen, Frühlingszwiebeln und Knoblauch darin anbraten. Tomaten dazugeben und mit Salz, Pfeffer,

einer Prise Zucker und Basilikum würzen. Die gekochten Nudeln unterheben und mit den Hähnchenstreifen servieren.

Straußensteak Mit Karibischer Sauce

393 kcal

150 g Straußensteak
1 Frühlingszwiebel
50 g frische Aprikosen (Ersatz: Apfel)
10 g Agavensirup oder Honig
1 TL Rapsöl
1 TL Currypulver
50 g Tomaten, gehackt (Dose)
30 g Vollkornreis
Salz, Pfeffer

Den Vollkornreis nach Packungsvorschrift kochen. Das Straußensteak mit etwas Rapsöl bepinseln und mit Salz und Pfeffer würzen. Die Frühlingszwiebel klein schneiden und in dem restlichen Rapsöl anschwitzen. Die halbierten Aprikosen dazugeben und mit Currypulver bestäuben. Die Tomaten und den Agavensirup dazugeben und 5 Minuten dünsten. Das Steak in einer beschichteten Pfanne braten. Alles zusammen servieren.

Spiegelei Im Bohnenbeet

Portionen: 1
Schwierigkeit: leicht
Vorbereitung: 10 Minuten
Zubereitung: 5 Minuten
Kalorien: 362

Zutaten:
2 Eier
150 g grüne Bohnen
50 g rote Paprika
50 g Rosenkohl, frisch oder tiefgekühlt
30 g Erbsen tiefgekühlt
1 Schalotte
1 EL Olivenöl
Salz und Pfeffer

Zubereitung:

Bohnen in klein schneiden und 5-6 Minuten in einem großen Topf mit kochendem Wasser garen, anschließend im Sieb abtropfen lassen.
Rosenkohl halbieren, tiefgekühlten Rosenkohl auftauen lassen und dann halbieren.
Tiefgekühlte Erbsen auftauen lassen.
Die Paprika klein schneiden und Schalotte fein würfeln.
Das Öl in der Pfanne erhitzen und die Schalottenwürfelchen anbraten, Bohnen, Rosenkohl, Erbsen und Paprika dazugeben und braten, Gemüse

würzen.

In der Pfanne mittig etwas Platz machen, die Eier hineingeben und braten und würzen.

Sonnenaufgang

Zutaten

80 Gramm Spinat
90 Gramm Mandarinenscheiben

200 ml Mandelmilch (ungesüßt)
25 Gramm Molkeneiweiß
11 Gramm Chia-Samen
Proteine 27g, Fett 7g, Kohlenhydrate 16g, Ballaststoffe 12g, 258 Kcal
Zubereitung
Geben Sie die Nüsse, Samen oder Kerne in den großen Behälter. Schrauben Sie die NutriBullet Extraktor-Klingen an der Oberseite des Behälters an. Drehen Sie den Behältern nun um, verbinden Sie ihn mit der NutriBullet Power Base Basiseinheit und starten Sie den Extraktionsvorgang durch eine Drehung. Extrahieren Sie für 30 Sekunden. Geben Sie den Rest der festen Zutaten in den Behälter und drücken alles unter der MAX Linie zusammen. Füllen Sie dann den Behälter mit der jeweiligen Flüssigkeit auf. Schrauben Sie die NutriBullet™ Extraktor-Klingen an der Oberseite des Behälters an. Drehen Sie den Behältern nun um, verbinden Sie ihn mit der NutriBullet Power Base Basiseinheit und starten Sie den Extraktionsvorgang durch eine Drehung erneut. Extrahieren Sie all das Gute aus den Zutaten bis alles gleichmäßig flüssig ist (rund 20 Sekunden).

Gurkenkaltschale

Kalorien: 28,3 kcal | Eiweiß: 2 Gramm | Fett: 0,5 Gramm | Kohlenhydrate: 3,7 Gramm

Zutaten für eine Person:

1/2 Salatgurke | 1 Knoblauchzehe | 1 TL Dill, gehackt | 150 ml Gemüsebrühe, kalt | 1 EL Joghurt | etwas Meersalz | 1 Prise Cayennepfeffer

Zubereitung:

Alle Zutaten in den Standmixer geben, oder mit dem Zauberstab fein pürieren. Nach Bedarf mit Salz und Pfeffer nachwürzen. Wer es besonders erfrischend möchte, fügt den Zutaten im Standmixer noch einige Eiswürfel hinzu. Die Suppe kann aber auch im Kühlschrank für etwa eine Stunde durchgekühlt werden.

Ei mit Blumenkohlreis

395 kcal | 20g Eiweiß | 35g Fett

Zubereitungszeit: 30 Minuten

Portionen: 2

Zutaten:

- Für den Blumenkohlreis
- 350 g Blumenkohl
- 3 EL Butter
- **Zitronensaft**
- 1 Prise Meersalz
- 2 Zweige Minze
- Für das Ei
- 4 mittelgroße Eier
- 1 EL Sahne
- 1 TL Butter
- 1 Prise Meersalz und Pfeffer

Zubereitung:

1. Den Blumenkohl mit einem Hobel klein reiben, so dass er eine vergleichbare Form wie Reis annimmt. Dann nehmen wir ein Küchentuch oder ein Handtuch, wickeln den Blumenkohl ein und drücken die Flüssigkeit heraus.

2.   In einem Topf zerlassen wir die Butter und geben diese dann in eine Schüssel zusammen mit dem Saft einer halben Zitrone und den Blumenkohl. Jetzt geben wir noch das Salz dazu und müssen alles gut durch. Die Minze schneiden wir in feine Streifen und reichen Sie zum Blumenkohl.

3.   In einer Schüssel verrühren wir jetzt die Sahne und die Eier und würzen alles mit Salz und Pfeffer. Wir erhitzen die übrige Butter in einer Pfanne und gießen dann die Eimasse hinein. Sobald das Ei stockt, wenden wir es und backen es von der anderen Seite fertig. Das Omelett schneiden wir dann in Streifen und richten es zusammen mit dem Blumenkohlreis an.

www.ingramcontent.com/pod-product-compliance
Lightning Source LLC
Chambersburg PA
CBHW071832080526
44589CB00012B/989